MARTIN SUTORIS

DER ZAUBERKÄFER

Das liebevolle Einschlafritual für Kinder

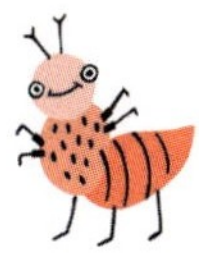

THEORIE

Ein Wort zuvor 5

ENTSPANNT EINSCHLAFEN 7

Das tägliche Zubettgehen 8

Entspannte Trance statt strenger Regeln 9

Schlafen sollen – schlafen wollen 10

Was brauchen Erwachsene zum Einschlafen? 11

Was brauchen Kinder zum Einschlafen? 12

Warum der Zauberkäfer funktioniert 14

Mentaltraining – was ist das? 14

Der Zauberkäfer fördert mentale Fähigkeiten 17

Nicht zu verwechseln ... 17

Hypnose 18

Trance 20

NLP und Kommunikation 21

Achtsamkeit 23

PRAXIS

MIT ACHTSAMKEIT IN DEN SCHLAF FÜHREN 25

Wie kann man Mentaltraining erlernen? 26

Den Zauberkäfer anwenden 27

Struktur 28

Sprachmuster 32

Kurzversion 37

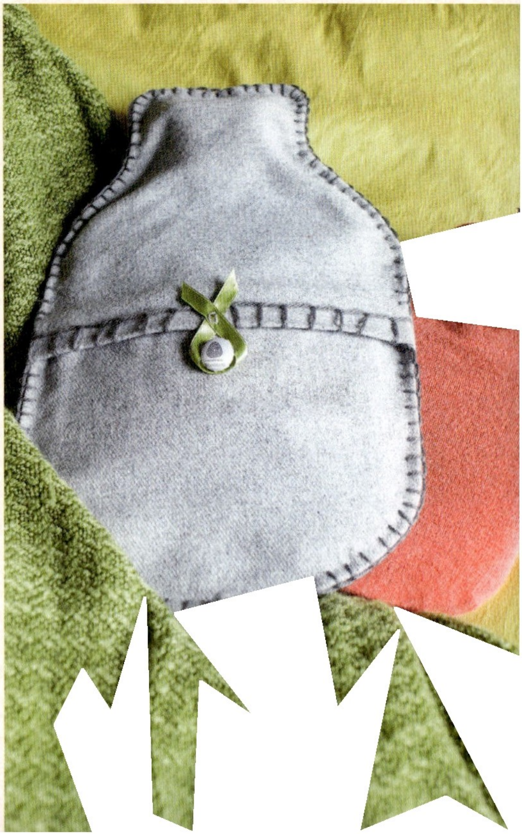

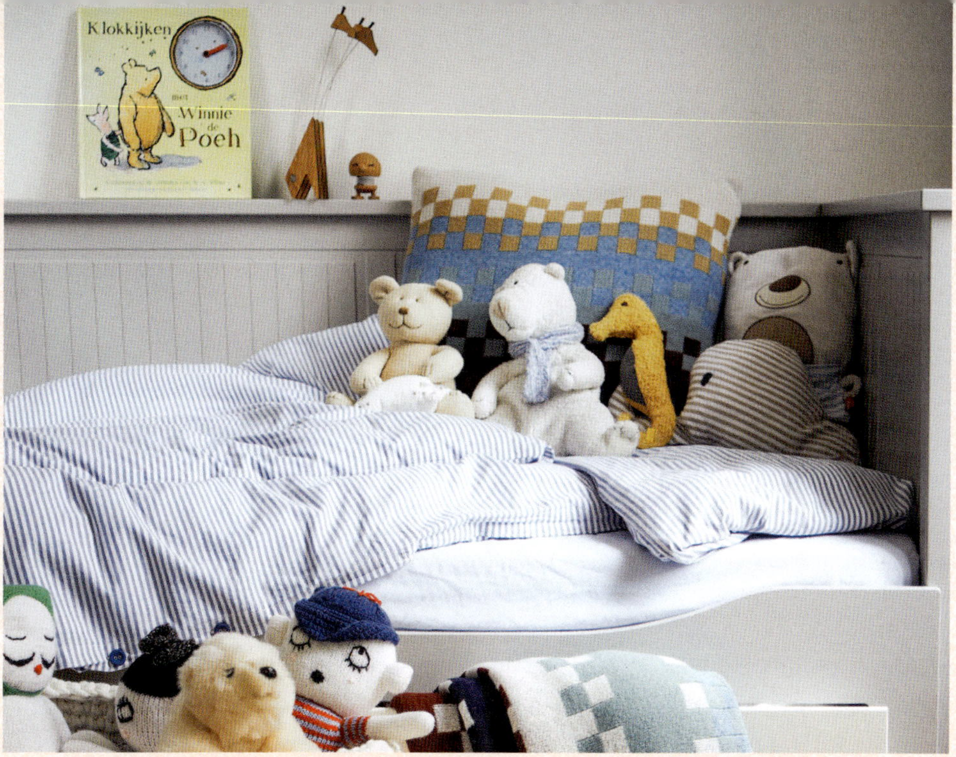

So können Sie vorgehen 38
Das Zauberkäfer-Ritual 39

IHRE KREATIVITÄT IST GEFRAGT 43

Ihr eigener Zauberkäfer 44
Erfinden Sie mit Ihrem Kind ein magisches Wesen 45
Anregungen zur gelungenen Durchführung 46

Hilfreiche mentale Techniken 50
Ein wichtiger Grund verhindert das Einschlafen 50
Die Ausgangssituation 52
Magische Fantasiereise – ab drei Jahren 53
Unsichtbares Gefühlsbild – ab fünf Jahren 58

SERVICE

Bücher, die weiterhelfen 62
Adressen und Links, die weiterhelfen 62
Sachregister 63
Impressum, Leserservice, Garantie 64

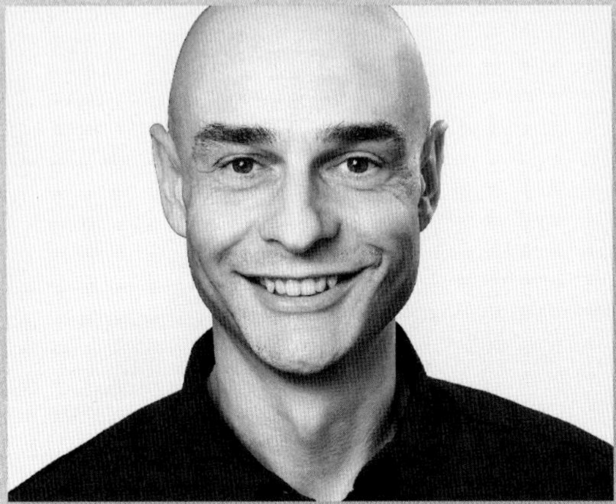

MARTIN SUTORIS
ist Referent, Coach und Trainer für Mentaltraining, NLP und Kommunikation.

»Mit dieser achtsamen Mentaltechnik bringen Eltern ihre Kinder von drei bis acht Jahren einfach und liebevoll in den Schlaf.«

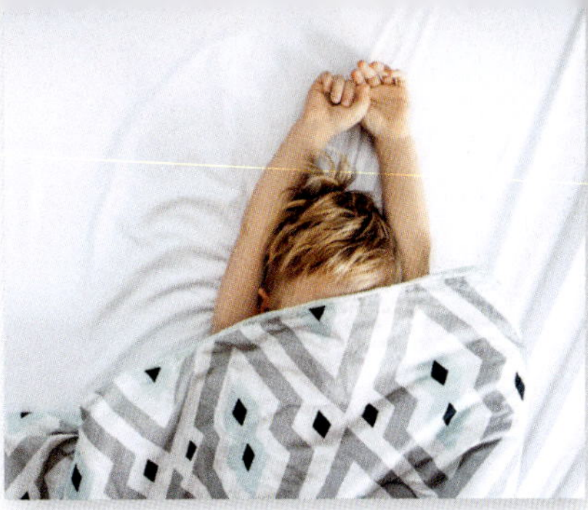

EIN WORT ZUVOR

Wäre es nicht fantastisch, wenn Sie auf die Frage »Wann schläft denn dein Kind?« völlig entspannt antworten könnten: »Bei mir ist das kein Problem, ich ›zaubere‹ mein Kind in den Schlaf – ganz einfach und spielerisch!«

Der »Zauberkäfer« ist eine interaktive, kindgerechte Einschlafhilfe und nutzt die Wirksamkeitsprinzipien des Mentaltrainings und einiger Entspannungstechniken. Sie können diese Methode, die auf geschickte Weise Müdigkeit hervorruft, ganz einfach erlernen und gemeinsam mit Ihrem Kind spielerisch anwenden.

Wie bei allen anderen Fähigkeiten macht auch hier Übung den Meister. Je öfter Sie den Zauberkäfer mit Ihrem Kind »durchspielen«, desto leichter wird Ihr Kind von Mal zu Mal einschlafen.

Das Besondere an der Methode ist die Interaktion zwischen Mutter oder Vater und Kind. Es geht für beide Seiten um Entspannung, Berührung, Nähe und aufmerksame Wahrnehmung. Sie erhalten im Buch eine genaue Anleitung für diese Mini-Mentaltechnik und eine Erklärung für deren Wirksamkeit an die Hand. Zudem bekommen Sie Hintergrundinformationen zum Thema Mentaltraining sowie Anregungen, wie Sie eine eigene Variante des Zauberkäfers für Ihr Kind entwickeln können.

Mit dem Zauberkäfer können Sie als Eltern mehr vom Abend haben. Und das Beste dabei ist: Sie haben eine besonders achtsame Zeit mit Ihrem Kind verbracht und ihm ganz nebenbei, ja spielerisch eine hilfreiche Einschlaftechnik beigebracht.

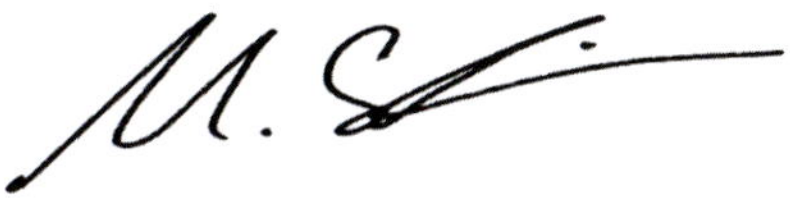

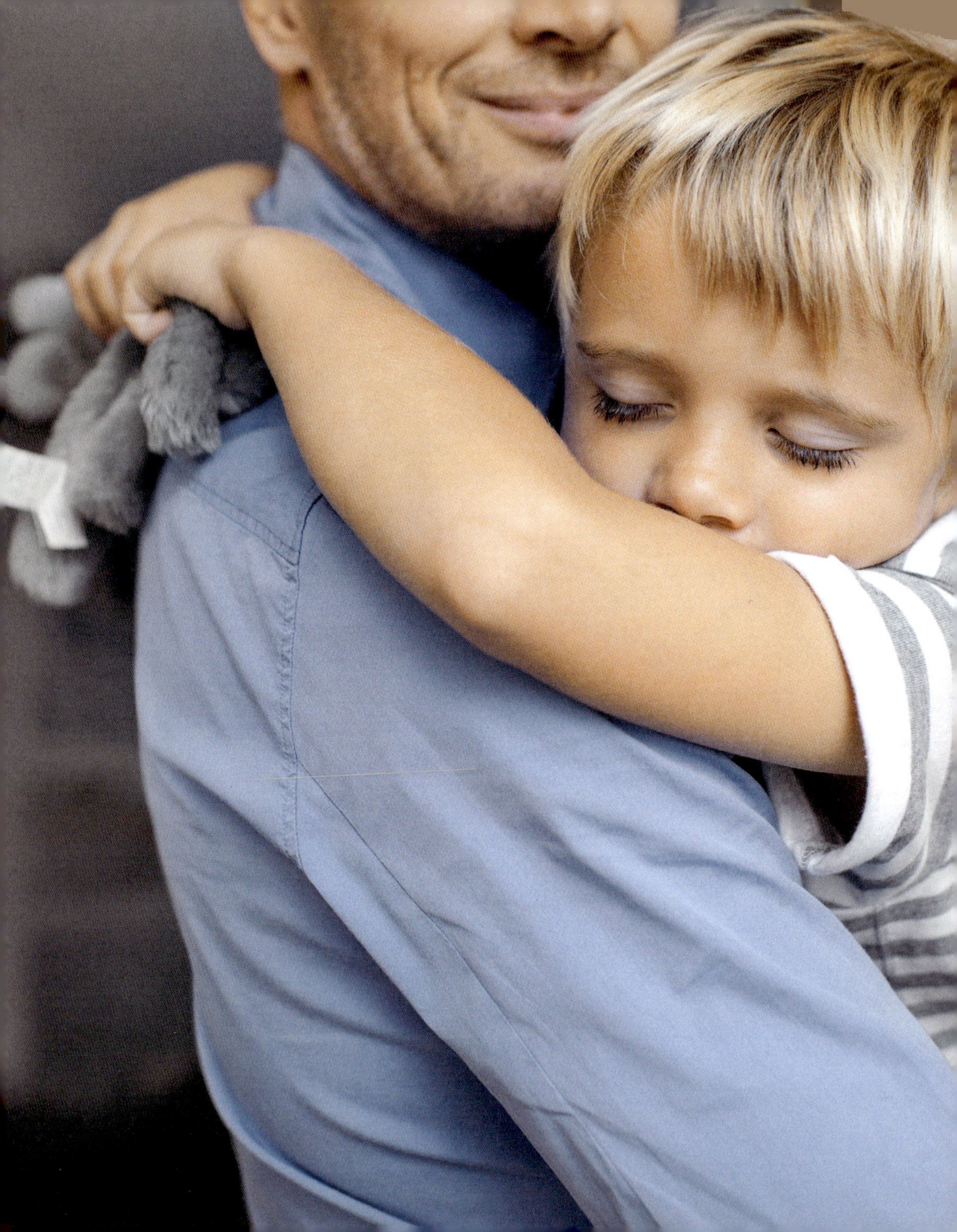

ENTSPANNT EINSCHLAFEN

WAS WÄRE DER ALLTAG OHNE TRADITIONEN UND RITUALE? GERADE DAS FAMILIENLEBEN BIETET VIELE SCHÖNE MÖGLICHKEITEN, TÄGLICHE MOMENTE LIEBEVOLL ZU GESTALTEN: SO AUCH DAS ZUBETTBRINGEN DER KINDER.

Das tägliche Zubettgehen **8**
Warum der Zauberkäfer funktioniert **14**

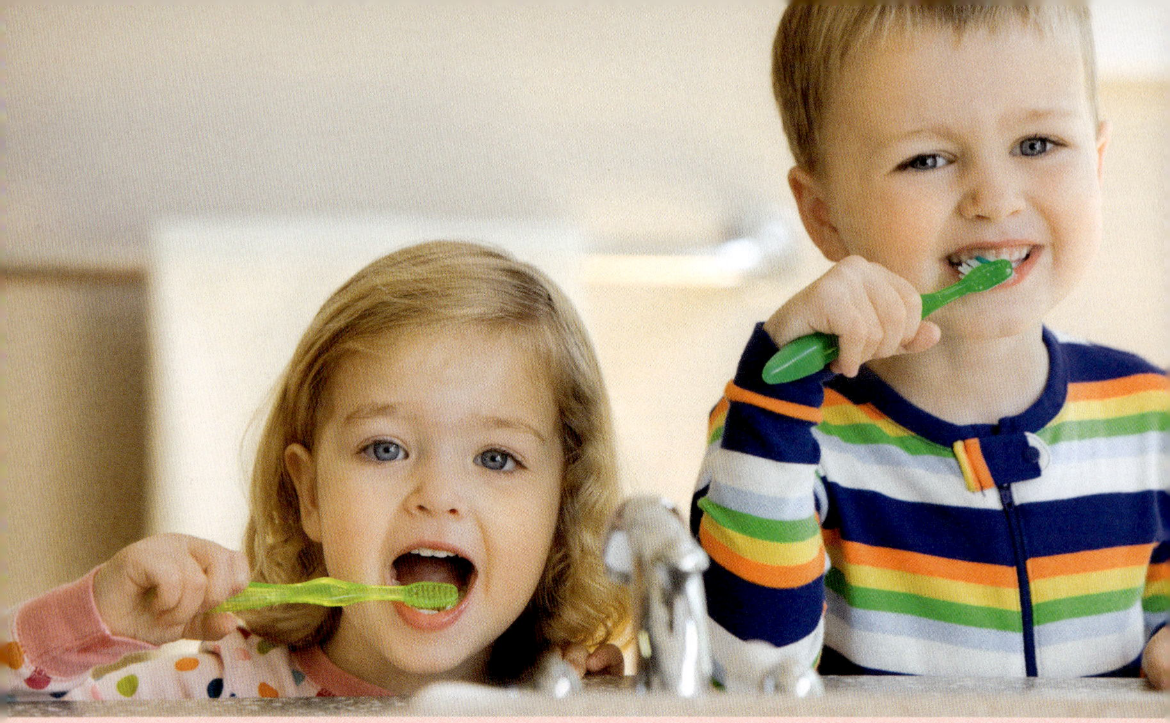

DAS TÄGLICHE ZUBETTGEHEN

Es ist Abend, Schlafenszeit für Ihr Kind.
Mutter: »So, heute haben wir eine extralange Geschichte gelesen. Nun ist es allerhöchste Zeit zum Schlafen. Gute Nacht, mein Schatz. Träum was Schönes.«
Kind: »Mama, ich kann nicht schlafen, da ist eine Hexe unter meinem Bett.«
Mutter: »Nein, da ist gaaaanz sicher keine Hexe, versprochen. Du weißt doch, bei uns gibt es keine Hexen.«
Kind: »Mama, kannst du das Licht bitte anlassen?«
Mutter: »Aber Schatz, man kann doch nicht schlafen, wenn es so hell ist. Ich mache das Licht jetzt aus.«
Kind: »Darf ich noch ein Buch angucken?«
Mutter: »Ach, Schatz, es ist doch schon so spät heute. Gute Nacht.«
Kind: »Mama, kannst du dich noch mal neben mich kuscheln?«

Mutter: »Na gut, aber nur noch kurz.«
Kind: »Mama, erzählst du mir noch eine Geschichte?«
Mutter: »Nein, es ist wirklich, wirklich zu spät. Ich bin auch schon ganz müde.«
Kind: »Kannst du Papa holen, er soll mir auch noch einen Gutenachtkuss geben.«
Mutter: »O. K., aber dann wird geschlafen.«
Einige Zeit später ist plötzlich lautes Weinen aus dem Kinderzimmer zu hören.
Kind: »Mama, ich bin im Bett gehüpft und dann runtergefallen … auaah!«
Mutter: »Gut, ich lege mich noch mal zu dir und erzähl dir eine Trostgeschichte.«
Kurz darauf schläft die Mutter im Kinderbett ein. Das Kind geht ins Wohnzimmer.
Kind: »Papa, ich kann nicht schlafen, da ist eine Hexe unter meinem Bett.«

Entspannte Trance statt strenger Regeln

Dieses Szenario kommt Ihnen wahrscheinlich bekannt vor. Denn es beschreibt eine Situation, wie sie sich in vielen Kinderzimmern auf der ganzen Welt abspielt. Auf beiden Seiten wird sehr viel Energie aufgewendet, um letztlich doch nicht zum gewünschten Ergebnis zu gelangen. Dabei könnte es so viel entspannter und zielführender ablaufen – für beide Seiten.
Vielleicht fragen Sie sich, ob Sie mit diesem Buch wirklich Mentaltraining erlernen und anwenden können. Oder ob mentale Techniken überhaupt geeignete und seriöse Methoden sind. Die Antwort lautet in beiden Fällen: Ja. Zumindest werden Sie eine Mentaltechnik erlernen und anwenden: die Technik des Zauberkäfers.
Das ist viel einfacher und harmloser, als Sie vielleicht denken. Risiken und Nebenwirkungen gibt es nicht. Es geht vorrangig um Entspannung, Wahrnehmung und um die achtsame Interaktion mit Ihrem Kind. Sie werden überrascht und verwundert sein, wie einfach und effektiv diese Einschlafmethode funktioniert.

Einfach abtauchen

Mentaltraining und Entspannungstechniken machen sich bestimmte Fähigkeiten des Menschen zunutze. Gemeint sind die Fähigkeit, sich zu konzentrieren, und die Fähigkeit, in Gedanken abzuschweifen beziehungsweise in einen Trance-Zustand zu gehen. Erwachsene und Kinder befinden sich mehrmals täglich unbewusst in einem Trance-Zustand. Gerade Kinder haben eine sehr ausgeprägte und natürliche Fähigkeit, sich in eine Trance zu begeben. In diesem Zustand richtet sich die mentale Aufmerksamkeit nach innen und man ist ganz in Gedanken vertieft. Wenn Kinder beim Spielen in eigene Fantasiewelten abtauchen, befinden sie sich in einem Trance-Zustand. Sie sind dann zum Beispiel fest davon überzeugt, dass sie eine Fee sind und zaubern können oder dass das Kinderbett nun ein

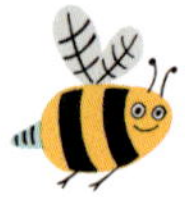

echtes Piratenschiff ist. Diese Trance-Fähigkeit, das Vermögen, tief in seinen Gedanken abzutauchen, macht sich das Prinzip des Zauberkäfers zunutze.

Kontakt und Wahrnehmung als Basis für ein wohliges Einschlafen

Der Zauberkäfer ist, vereinfacht ausgedrückt, eine Miniatur aus dem großen Fundus der Mental-, Trance- und Entspannungstechniken, jedoch eine vollständige und sehr effektive Technik. Sie können die Methode deswegen erlernen und bedenkenlos durchführen, weil sie technisch betrachtet auf ein Minimum beschränkt ist. Betrachten Sie Ihr Kind dabei bitte nicht als »Versuchskaninchen«, sondern nehmen Sie die Methode und die Absicht dahinter – eine liebevolle, kindgerechte Einschlafhilfe zu bieten – ernst.

Dieses Buch ist nicht nur für Kinder gedacht, die besonders schlecht einschlafen können. Schon gar nicht ist es ausschließlich an Eltern gerichtet, die ihre Kinder ab sofort per Fingerschnippen in den Schlaf hypnotisieren wollen. Es ist für all diejenigen geschrieben, die aus Liebe zu ihren Kindern ein besonderes gemeinsames Ritual in den Abend integrieren möchten. Denn es geht um achtsame Interaktion, um die Schulung der Wahrnehmungskompetenz des Kindes sowie um ein schönes Einschlaferlebnis. Zu guter Letzt geht es auch um einen entspannten Abend für die Erwachsenen.

Ihr Kind lernt mit dem Zauberkäfer, wie es von der Außenwelt oder der noch aktiven Gedankenwelt, die beide voller interessanter Reize sind und das Einschlafen nicht wirklich ins Zentrum der Aufmerksamkeit rücken, zu einer ruhigen Innenwahrnehmung wechselt und dadurch müde wird. Wer die Methode einmal verstanden hat und auf die speziellen Formulierungen achtet, kann sein Kind mit dem Zauberkäfer ganz leicht in den Schlaf »trancen«.

Schlafen sollen – schlafen wollen

Sie kennen es: Es ist allerhöchste Zeit, die Kinder sollen ins Bett und schlafen. Schließlich haben sie auch heute viele anstrengende Abenteuer erlebt und morgen sollen die Akkus wieder voll aufgeladen sein. Nicht ganz zu verachten ist zudem der Aspekt, dass Sie als Eltern auch gern noch etwas vom Abend hätten – und das noch einigermaßen im geistigen Wachzustand.

Es ist manchmal eine innerliche Zerreißprobe, immer wieder vom Nachwuchs ans Bett gerufen zu werden und mitansehen zu müssen, wie anstrengend das eigentlich so schöne Einschlafen sein kann.

Das Paradoxe ist, dass wir Eltern uns hingegen nur zu sehr wünschen, schon jetzt schlafen gehen zu dürfen, ungeachtet der noch anstehenden Pflichten. Schließlich wissen wir aus Erfahrung: Einschlafen kann so

schön sein, dass man es sich manchmal schon tagsüber herbeiwünscht.
Man will als Mutter oder Vater natürlich immer absolut entspannt bleiben, ruhig reagieren, wertschätzend kommunizieren, Vorbild sein, effektiv vorgehen und schlicht sein Bestes für den Nachwuchs geben. Leider bleiben diese Ansprüche meistens Utopie. Ein entspanntes und für beide Parteien zufriedenstellendes Zubettbringen ist oft eine dieser utopischen Hoffnungen.
Der Wunsch, dass die Kinder – letztlich um ihrer selbst willen – mühelos einschlafen, entsteht jeden Abend neu. Egal ob die Kinder einen entspannten Tag hatten und daher eigentlich auch entspannt in den Schlaf finden müssten oder ob sie sich tagsüber mit Freunden auf dem Spielplatz so richtig ausgepowert haben und vor Erschöpfung eigentlich noch auf dem Heimweg einschlafen müssten – beides sind Logiken, denen die kindliche Natur nicht folgt.
Doch Eltern halten gewöhnlich an dieser Logik fest und geraten daher an vielen Abenden in die immer gleiche Situation: Die Kinder liegen im Bett und sind hellwach. Ihre To-do-Liste ist alles andere als abgehakt und das ersehnte Gefühl von wohliger Entspannung am Ende eines ereignisreichen Tages ist Lichtjahre von ihnen entfernt. Vielleicht machen Sie sich sogar noch insgeheim Vorwürfe, weil Sie Ihr Kind nicht mit der gebotenen Geduld und Liebe zu Bett gebracht haben.

INFO

WARUM SCHLAF FÜR KINDER SO WICHTIG IST

Ausreichender Schlaf beugt Krankheiten vor, fördert Heilung und ermöglicht körperliche und seelische Regeneration. Im Schlaf bildet der Körper durch Ausschüttung von Hormonen neue Zellen – wodurch das Wachstum stattfinden kann. Nicht zuletzt ist gesunder Schlaf eine wesentliche Voraussetzung für Wohlbefinden und Leistungsvermögen am nächsten Tag.

Was brauchen Erwachsene zum Einschlafen?

Wir Erwachsene verfügen im Gegensatz zu unseren Kindern über routinierte Strategien, deren Einsatz uns das Einschlafen erleichtert oder gar erst ermöglicht. Wir können zum einen externale Hilfen einsetzen: zum Beispiel ein Buch lesen, eine Wärmflasche bereiten, ein Glas Wein trinken, ein heißes Bad nehmen, einen Film anschauen oder eine Entspannungs-CD einlegen. Zum anderen verfügen wir über Strategien, die mit internalen Hilfen funktionieren: Wir können uns mental beruhigen, tief durchatmen und entspannen, den Tag gedanklich Revue passieren lassen, innerlich auf Distanz zu Gedan-

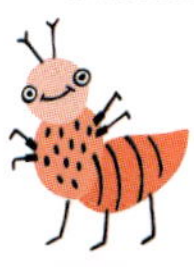

ken gehen oder Methoden wie Meditation, progressive Muskelrelaxation oder autogenes Training anwenden. Jedem Menschen helfen andere Strategien, um entspannt einschlafen zu können.

Was brauchen Kinder zum Einschlafen?

Bei Kindern ist es oft die beste Strategie, wenn sie mit der körperlichen Nähe und Wärme von Mama oder Papa einschlafen. Das klingt zunächst simpel – denn dazu müssen sich Mama oder Papa einfach nur ins Bett legen und kuscheln. Das Problem dabei ist jedoch, dass man nicht die Geduld hat, so lange im Bett liegend zu warten, bis das Kind schläft. Ein anderes Problem beim langen Kuscheln im Kinderbett ist, dass Eltern selber ungewollt einschlafen. Der Schlaf wird Ihnen sicherlich guttun, doch Ihr Ziel, dass die Kinder schlafen und Sie Zeit für sich haben, ist damit nicht erreicht.
Um dem abzuhelfen, haben Sie nun zwei Möglichkeiten:

- Sie lernen und perfektionieren über einige Jahre hinweg Meditation oder autogenes Training, damit Sie im Kinderbett nicht einschlafen – beziehungsweise falls Sie doch einschlafen gleich wieder aufwachen und völlig erfrischt in den restlichen Abend starten können.
- Sie wählen eine Methode, mit der Sie Ihr Kind nach der Gutenachtgeschichte zum Einschlafen bringen. Der Zauberkäfer setzt genau hier an.

Eine liebevolle und einfache Strategie

Es ist Eltern häufig nicht bewusst, dass Kinder noch nicht die vielfältigen Einschlafstrategien entwickelt haben, die den Erwachsenen zur Verfügung stehen. Und doch wird dies beim allabendlichen Zubettgehen vorausgesetzt. So entsteht die Erwartung, dass das Kind auf absehbare Zeit allein und ohne Komplikationen einschläft. Dies kann logisch betrachtet nur in einer Enttäuschung enden. Frust, Genervtsein, Erschöpfung oder gar die Verschärfung von Regeln rund ums Zubettgehen sind dann oft die unliebsame Konsequenz. Sicher denken auch Sie, dass Ihre Kinder es nicht verdient haben, von genervten oder gestressten Eltern ins Bett gebracht zu werden.
Daher ist es ein absolut folgerichtiger und legitimer Plan, dem Kind Hilfe zur Selbsthilfe anzubieten, indem man ihm eine Strategie an die Hand gibt, die das Einschlafen erleichtert oder manchmal überhaupt erst ermöglicht. Die entsprechenden Attribute dieser Strategie lauten: kindgerecht, spielerisch, liebevoll. Damit Sie dies sofort und vor allem ohne umfängliche Mentaltraining-Ausbildung umsetzen können, muss die Strategie auch für die Eltern nutzerfreundlich sein. Hier lauten die entsprechenden Attribute: einprägsam, einfach, effektiv.

Auch der Spaß soll nicht zu kurz kommen

Ein weiterer wichtiger Unterschied zwischen Erwachsenen und Kindern beim Einschlafen ist die Tatsache, dass wir Erwachsenen schlafen *wollen* und es dann in aller Regel auch *tun*. Der Wille geht dem erfolgreichen Handeln wie so oft im Leben voraus. Kinder wollen hingegen oft gar nicht einschlafen und bleiben demzufolge wach. Aus Sicht des Kindes ist es vielleicht sehr lustig, Mama oder Papa ständig ans Bett zu rufen. Oder es gibt eben wirklich einen Grund, nicht einschlafen zu können oder zu wollen.

Der Zauberkäfer erweckt im Kind den Wunsch, tatsächlich und intrinsisch motiviert zu schlafen. Er setzt mentale und kommunikative Tools ein, die dem Kind einen Lernprozess ermöglichen, mit dem es einen leichten Weg in den Schlaf findet.

Das Ganze macht sowohl den Kindern als auch den Eltern Spaß, sorgt für einen guten Kontakt zueinander, ist sehr leicht zu erlernen und kann nach eigenem Bedarf kreativ variiert werden.

Dabei verfolgt diese Methode einen ganz pragmatischen Ansatz: schnell und leicht einzuschlafen. Sie kommt ohne banale Geschichten von identitätsstiftenden Tierfiguren aus, die auch nicht einschlafen können und dann pädagogisch wertvoll am Ende der Geschichte doch noch einschlafen. Und es erklingt garantiert keine Hintergrundmusik, die mit Keyboard-Sounds, Walgesängen oder Naturgeräuschen zu esoterisch angehauchten Traum- und Fantasiereisen entführt. Im Vordergrund steht einfach nur Effektivität, Spaß, Leichtigkeit und ein achtsamer, liebevoller Kontakt zwischen Kind und Eltern.

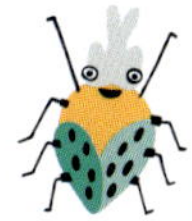

INFO

DAS KIND IM ZENTRUM DER STRATEGIE

Sie fragen sich, wo bei all diesen Versprechungen der Haken ist? Diese Methode lebt von der Interaktion zwischen Ihnen und Ihrem Kind. Das heißt, Sie als Mutter oder Vater übernehmen den aktiven Part – sozusagen den Part des Mentaltrainers. Sie legen nicht einfach eine Entspannungs-CD ein oder lesen eine Gutenachtgeschichte vor. Die höchste Effektivität ist dann gegeben, wenn Sie Ihre Aufmerksamkeit ganz auf Ihr Kind und gleichzeitig auf die Durchführung richten. Daher sollten Sie den Ablauf verstehen und sich vorab mit den speziellen Formulierungen auseinandersetzen. Beides wird auf Seite 28 ff. erläutert und ist für ein gutes Gelingen elementar. Nach einigen Durchgängen wird es Ihnen vermutlich schon hervorragend gelingen.

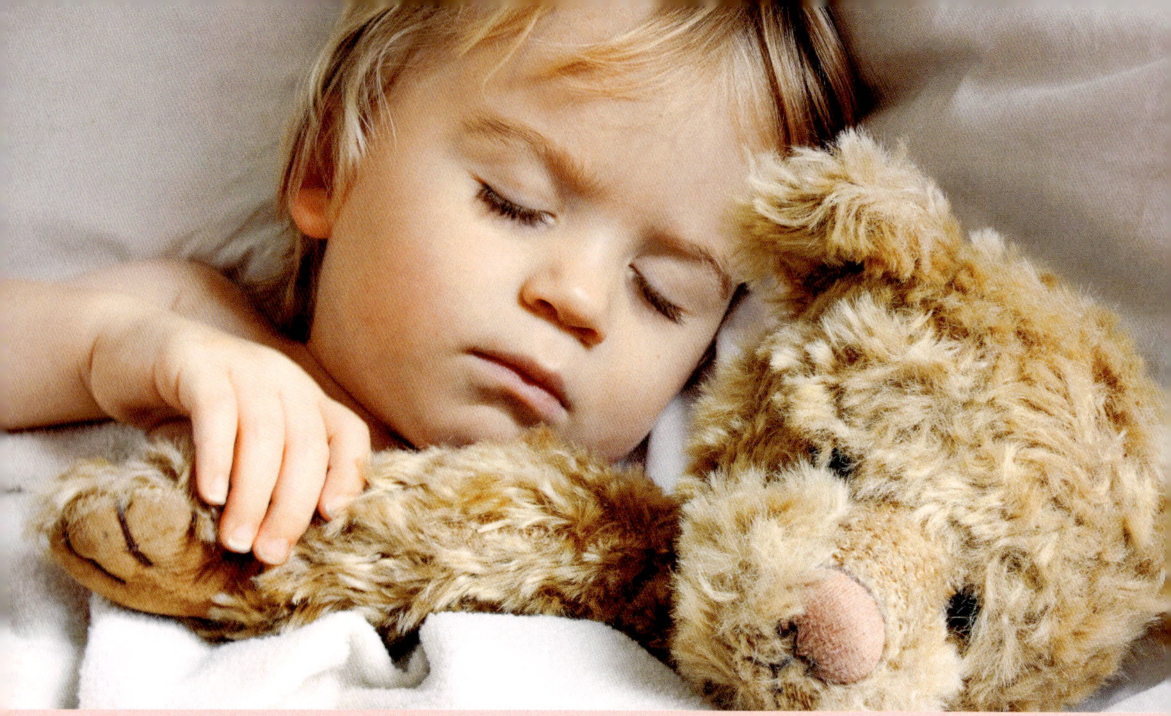

WARUM DER ZAUBERKÄFER FUNKTIONIERT

Der Zauberkäfer ist eine mentale Technik und führt durch tiefe Entspannung in den Schlaf. Zum Zug kommt ein Methodenmix aus den Prinzipen des klassischen Mentaltrainings, des Trance-Phänomens, des NLP (Neuro-Linguistisches Programmieren) und der Hypnose. Das macht diese Einschlafhilfe so effektiv. Auch ohne psychologische Vorkenntnisse werden Sie schnell in der Lage sein, den Zauberkäfer effektiv anzuleiten.

Mentaltraining – was ist das?

Doch was sind Mentaltraining, Hypnose, Trance und NLP eigentlich: Hexerei oder seriöse Wissenschaft?
Die landläufige Meinung ist, dass Mentaltraining aus dem Sport stammt und nichts weiter ist als die mentale Vorstellung von Bewegungsabläufen. Das ist so weit zwar durchaus richtig – doch zum einen ist Men-

taltraining nur ein kleiner Ausschnitt aus dem sehr weiten Feld der allgemeinen Sportpsychologie, zum anderen ist es viel mehr als lediglich die Vorstellung von Bewegungen oder Handlungen.
»Mental« ist ein Begriff, mit dem sich im Grunde viele Phänomene beschreiben lassen. Alles, was den Geist und das Denken betrifft, kann mit dem Wort »mental« gekennzeichnet werden. Geistige Tätigkeiten wie Denken, Planen, Erinnern, Vorstellen, Wahrnehmen oder Konzentrieren sind mentale Vorgänge.
Auch die jeweilige Verfassung, in der sich ein Mensch befindet, kann mit dem Begriff »mental« beschrieben werden. Gemeint sind dann die situationsbedingte Gefühlslage ebenso wie die Fähigkeit, sich in schwierigen Momenten angemessen zu verhalten, aber auch ganz allgemein die »Mentalität« eines Menschen.
Der Begriff »Training« bedeutet, dass bestimmte Handlungen mit dem Ziel der nachhaltigen Verbesserung regelmäßig ausgeführt und stetig optimiert werden.
Im weitesten Sinne können daher Konzentrations- oder Gedächtnisübungen als mentales Training bezeichnet werden.
Allerdings ist »mentales Training« etwas anderes als »Mentaltraining«. Mentales Training bezeichnet jegliche Handlungen, die auf der mentalen Ebene vollzogen werden und bei denen in erster Linie das Gehirn mit seinen kognitiven Möglichkeiten zum Einsatz kommt. Dies passiert beispielsweise beim Lösen eines Sudokus.
Mentaltraining als solches ist dagegen eine psychologische Schule, die vorgegebenen Strukturen folgt und erprobte Methoden einsetzt, um vorrangig die im Folgenden beschriebenen konkreten Fähigkeiten eines Menschen zu verbessern.

Regulation der Selbstgespräche

Unter dem Begriff »Regulation der Selbstgespräche« versteht man die Fähigkeit, den inneren Dialog und sprachliche Gedanken aktiv zu steuern. Wenn jemand vor einer besonderen Herausforderung steht, hat er zum Beispiel oftmals Gedanken wie »Das schaffe ich nicht« oder »Bestimmt werde ich gleich nervös und vermassle es wieder«.
Im Mentaltraining geht es nun darum, absichtlich positive Gedanken und Selbstgespräche zu erzeugen, die sich konstruktiv auf das Verhalten auswirken.

Regulation der Aufmerksamkeit

Der Fokus und die Konzentration eines Menschen lassen sich aktiv beeinflussen. Diese Beeinflussung wiederum lässt sich trainieren. So kann ein Mensch üben, dass er in einer stressigen Situation seine Konzentration nicht auf den Problemauslöser lenkt, was den Stress nur verstärken würde, sondern sich auf seine Fähigkeiten und Erfahrungen besinnt, mit denen er den Stress auflösen kann.

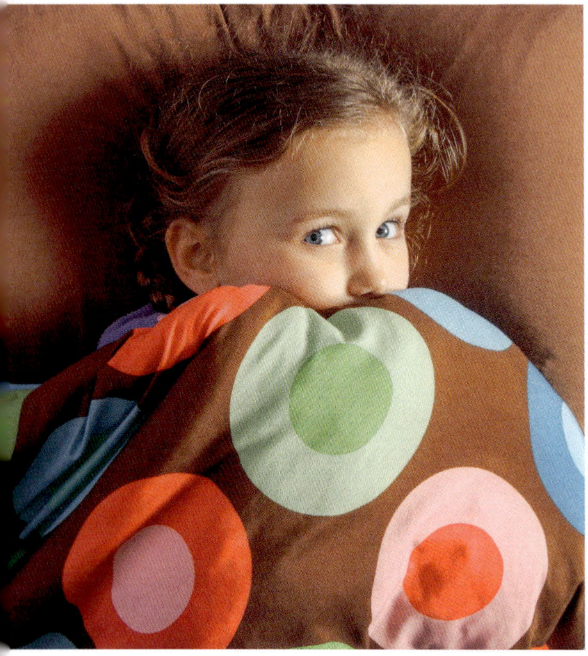

Kinder haben eine lebhafte Vorstellungskraft – die im Mentaltraining positiv genutzt wird.

Regulation des Aktivierungsniveaus

Jeder Reiz, den ein Mensch wahrnimmt, löst eine Kette von Gedanken und Gefühlen aus. Manche Reize erzeugen beispielsweise Entspannung, andere lösen Wutgefühle aus. Jeder kennt das Gefühl, dass man sich manchmal zu sehr über etwas aufregt und den eigenen Emotionen ausgeliefert zu sein scheint. Die willentliche Aktivierung und Anpassung der Emotionen an Reize ist ein weiteres Übungsfeld des Mentaltrainings.

Entwicklung geistiger Vorstellungskraft

Ein Aspekt des Mentaltrainings ist das, was der landläufigen Vorstellung entspricht – die gedankliche Vorstellung von Bewegungen und Handlungen in künftigen Situationen. Gemeint ist das Phänomen der sich selbst erfüllenden Prophezeiung. Ganz egal, ob man unbewusst oder bewusst ein mentales Bild von einer künftigen Situation im Kopf hat: Oftmals wird genau dieses Bild zur Wirklichkeit. Der Gedanke »Wenn ich an meinen Feierabend denke, sehe ich mich schon gemütlich mit einem Buch auf der Couch liegen« könnte zum Selbstläufer werden – das Bild, das man sich vorstellt, ist für die Psyche wie eine Verhaltensanleitung. Auch Künstler gehen es so an und lassen ihre Werke zuerst im Kopf entstehen, bevor sie real werden.

Es darf nicht unterschätzt werden, welchen Einfluss diese bildlichen Gedanken auf die Handlungen und Gefühle der Menschen haben können.

Wenn jemand beispielsweise eine Spinnenphobie hat, nimmt er diese objektiv kleinen und harmlosen Tierchen auf der mentalen Ebene als große, gräßliche und gefährliche Monster wahr. Die Folge ist, dass er Spinnen aus dem Weg geht und ein negatives Gefühl zu den Tieren entwickelt.

Im Mentaltraining wird die Vorstellungskraft eingesetzt, um sich einerseits zukünftige Situationen vorzustellen, in denen man sich auf eine bestimmte Art und Weise erfolgreich verhält. Andererseits geht es darum, innere Bilder so zu verändern, dass sie keinen negativen Einfluss auf das Denken und Handeln mehr haben.

Der Zauberkäfer fördert mentale Fähigkeiten

Die folgenden vier Fähigkeiten werden in der Methode des Zauberkäfers erlernt. Durch die Interaktion mit Mama oder Papa lernt das Kind,

- seine Selbstgespräche zu steuern – vom Gedanken »Ich will noch wach bleiben und Quatsch machen« hin zu »Wenn der Zauberkäfer kommt, werde ich müde und schlafe gleich ein«;
- seine Aufmerksamkeit zu regulieren – von den diversen Erlebnissen und Gedanken des Tages hin zu Konzentration und Körperwahrnehmung;
- sein Aktivierungsniveau zu regulieren – von Unruhe und Spieltrieb hin zur Innenwahrnehmung und Entspannung;
- seine Vorstellungskraft zielführend zu nutzen – es kann das Aussehen des Zauberkäfers selbst bestimmen und erlebt daraufhin die tatsächliche Wirkung.

Auf Seite 53 ff. werden Sie zwei weitere Techniken kennenlernen, die ebenfalls diese vier Fähigkeiten nutzen, um das Einschlafen vorzubereiten: die magische Fantasiereise und das unsichtbare Gefühlsbild.

TIPP

SCHÄFCHEN ZÄHLEN EINMAL ANDERS

Bitten Sie Ihr Kind, die Augen zu schließen. Es darf sich nun Schafe und andere Tiere vorstellen. Das Kind nimmt einen tiefen Atemzug – achten Sie bitte darauf, dass es in den Bauch atmet – und pustet jedem Tier zwischen die Augen. Daraufhin schließen sich die Augen eines jeden Tieres, es legt sich dann hin und schläft. Anfangs ist das noch ein lustiges Spiel, aber nach einigen tiefen Atemzügen und bei all den schlafenden Tieren wird auch das Kind allmählich immer ruhiger und müder.

Nicht zu verwechseln …

Mentaltraining wird häufig mit dem Begriff des Mentalismus verwechselt. Mentalismus beschreibt jedoch eine Sparte der Zauberei. Im Mentalismus geht es um Zaubertricks, bei denen ein Effekt auf ein vermeintlich psychologisches Phänomen zurückzuführen ist. Entsprechende Zauberkünstler bezeichnen sich als Mentalisten und behaupten, dass sie unter anderem die Gedanken von Menschen lesen oder allein durch die Kraft der Gedanken Löffel verbiegen können.

Hier muss betont werden, dass Mentalismus einzig und allein einen Showeffekt verfolgt und erst durch ein unwissendes und zugleich staunendes Publikum greifbar wird. Mentaltraining ist hingegen eine seriöse und psychologisch erforschte Methode, die im privaten und beruflichen Alltag zu positven Entwicklungen auf der Persönlichkeits- und Verhaltensebene führt. Ganze TV-Serien sind Mentalisten gewidmet, die vorrangig im Kreuzverhör mutmaßliche Kriminelle analysieren und angeblich deren Gedanken lesen, um sie so entlarven zu können.
Es gibt ganz real Psychologen, sogenannte Profiler, die unter anderem die Rolle des menschlichen Lügendetektors in Kreuzverhören übernehmen. Jedoch muss klargestellt werden, dass dies dann wiederum kein Mentalismus oder Zaubertrick ist, sondern dass diese Psychologen in sämtlichen anderen hier aufgezählten Bereichen – vor allem in der nonverbalen Kommunikation – hervorragend trainiert sind.

Hypnose

Allgemein bekannt ist, dass Hypnose zunächst einmal etwas mit Schlaf zu tun hat. Das Wort »Hypnose« hat sogar seinen Ursprung in dem altgriechischen Wort »Hypnos« – der Name für den Gott des Schlafes. So nehmen Menschen, die unter Schlafstörungen leiden oder Probleme beim Einschlafen haben, oft eine Hypnosetherapie in Anspruch und verbuchen damit sehr gute Ergebnisse. Aber auch ohne therapeutischen Bedarf ist Hypnose eine hervorragende und oftmals unterschätzte Möglichkeit, sich persönlich weiterzuentwickeln, seine Wahrnehmungsfähigkeit zu schulen oder sich ein wenig Entspannung zu gönnen.
Für die Hypnose gibt es zahlreiche Einsatzmöglichkeiten. Sie wird zum Beispiel eingesetzt als Entspannungsverfahren, zur Rauchentwöhnung, zur Behandlung von Ängsten, Allergien und Süchten, zur Linderung chronischer Schmerzen bis hin zur Leistungssteigerung im Profisport. Die an einer Hypnose beteiligten Personen werden als Hypnotiseur und Hypnotisand bezeichnet. Kennzeichnend für die Hypnose sind der Trance-Zustand, eine tiefe Entspannung sowie die Suggestionen, die Ansprachen des Hypnotiseurs an das Unterbewusstsein.

Häufige Vorurteile

Nun gibt es zu diesem Thema auch weitverbreitete Vorurteile: Menschen, die sich in Hypnose begeben, seien dem Hypnotiseur ausgeliefert und hochmanipulierbar. Zu oft sind Bilder durchs TV geflimmert, in denen Menschen dem Willen des Hypnotiseurs unterliegen und in Unterhaltungssendungen blitzartig einschlafen, steif wie ein Brett werden oder andere merkwürdige Aktionen ausführen, die sie normalerweise nicht tun würden. So etwas gibt es – aber es liegt auf der Hand, dass dies nicht seriös ist.

Die Showhypnose stellt im Gegensatz zur klassisch-therapeutischen Hypnose nicht ihren positiven Nutzen oder das Wohl des Hypnotisanden in den Vordergrund.
Bei der Showhypnose geht es vornehmlich darum, dass ein Hypnotiseur seine angebliche Macht und Dominanz anderen Menschen gegenüber publikumswirksam zur Schau stellt. Die Methodik basiert auf der Erzeugung von Stress und Versagensangst, von Überrumpelung und Unterwerfung des Showteilnehmers vor dem Publikum. Es ist kein Wunder, dass solche Ereignisse ein falsches Bild von Trance und Hypnose in der Öffentlichkeit erzeugen und zu negativen Vorurteilen beitragen. Zudem unterliegt die Showhypnose oft den Drehbuchvorgaben der Regisseure.
Die Methodik des Zauberkäfers ist hiervon klar abgegrenzt. Denn der Zauberkäfer setzt auf Nähe und Interaktion zwischen Kind und Eltern, er schult die Wahrnehmungsfähigkeit des Kindes und ermöglicht ihm den Zugang zu einer wunderbaren Möglichkeit des Einschlafens.

Spielt Manipulation eine Rolle?

Hypnose ist kein Instrument der Manipulation. Oft ist sie sogar eine Hilfe, mit der sich positive Ziele erreichen lassen – wie zum Beispiel das Einschlafen. Dabei spielt Beeinflussung natürlich eine Rolle. Der Hypnotisand will vom Hypnotiseur beeinflusst werden – denn sonst hätte er sein Ziel schon selbst erreicht. Grundsätzlich sind Menschen auch ohne Hypnose beeinflussbar und manipulierbar. Wobei die reine Manipulation nicht Absicht einer Hypnose ist. Hypnose dient lediglich dazu, unbewusste Ressourcen wieder zugänglich zu machen, damit der Hypnotisand ein selbst gewähltes Ziel erreichen kann.
Es geht niemals darum, durch die Hypnose ein Ziel des Hypnotiseurs zu erreichen. So kann es das Ziel eines Menschen sein, mittels Hypnose das Rauchen aufzugeben. Natürlich kann es auch ein Wunsch des Hypnotiseurs sein, dass Menschen nicht rauchen – er würde deswegen jedoch niemals ungefragt rauchende Menschen auf offener Straße hypnotisieren, um sie vom Rauchen abzubringen.

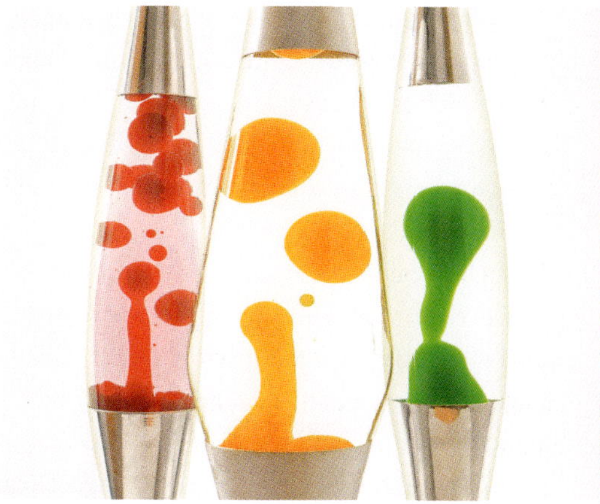

Hypnose bewirkt eine tiefe Entspannung, die beim Einschlafen hilft.

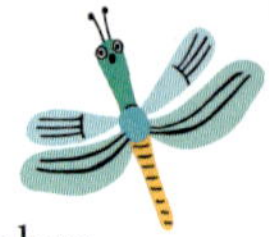

Das würde auch nicht funktionieren, denn jeder Hypnose geht ein Wille, ein Vorgespräch und eine klare Vereinbarung voraus.

Hypnose und Selbstwirksamkeit

Streng genommen ist jede Hypnose und jede Trance eigentlich »nur« eine Selbsthypnose. Denn der Hypnotiseur kann nicht wirklich jemanden in Trance versetzen. Dies geschieht deswegen, weil ein Hypnotisand es so will und damit etwas Bestimmtes zulässt. Er versetzt sich letztendlich selber in eine tiefe Entspannung – allerdings gelingt dies besser, wenn ihn jemand dabei anleitet. Zwei Beispiele sollen das verdeutlichen:

- Im Fitnesskurs macht nicht der Trainer mit seinen Teilnehmern oder für sie den Sport. Er leitet nur an – der Effekt entsteht bei den Kursteilnehmern.
- Placebo-Medikamente wirken erwiesenermaßen manchmal besser als »echte« Medikamente. Wenn der Patient intensiv an die Wirkung glaubt, tritt sie auch ein.

Beide Beispiele zeigen, dass Beeinflussung ohne eigenes Zutun und ohne eine bewusste Überzeugung nicht entstehen kann.
Im Grunde haben Sie sich selber unbewusst schon viele Male selbst hypnotisiert. Wenn Sie beispielsweise behaupten »Sobald ich auf der Autobahn in einen Stau gerate, bringt mich das zum Ausflippen«, haben Sie sich eine sogenannte posthypnotische Suggestion gegeben. Denn ein Stau kann Sie nicht zum Ausflippen bringen. Ein Stau ist leblos und tut de facto rein gar nichts. Sie selbst haben sich mit dieser mentalen Einstellung die Möglichkeit, entspannt zu bleiben, verwehrt und sich unbewusst für das Ausflippen entschieden. Sie haben sich selbst manipuliert. Nach dem gleichen Prinzip beeinflussen Sie sich auch jeden Abend, wenn Sie im Bett liegen und sich entscheiden, nun einzuschlafen: Sie wollen schlafen – Sie glauben daran, dass Sie schlafen werden – Ihre Erfahrung unterstützt diesen Glauben – Sie schlafen.

Trance

Menschen, die tief entspannt sind oder sich Gedanken, Tagträumen und Fantasien hingeben, befinden sich in einer Trance. Auch dies ist ein vorbelasteter Begriff: Man tanzt sich in Trance, nachdem man bewusstseinserweiternde Substanzen eingenommen hat, so die landläufige Meinung.
Der Begriff Trance kennzeichnet jedoch nur viele mögliche Erscheinungsformen eines Zustands, der sich irgendwo zwischen Wachsein und Schlafen befindet. Das Bewusstsein legt eine kleine Pause ein und das Unterbewusstsein übernimmt währenddessen die Oberhand. In diesem Zustand arbeitet das Hirn in einem anderen Modus. Das ist messbar, denn im EEG (Elektroenzephalogramm) sind dann sogenannte Alphawellen sichtbar. Dieselben Wellen lassen sich auch im Schlaf nachweisen. Im Trance-Zustand ermöglicht Ihnen das Gehirn dank

der Alphawellen zwei Dinge besonders gut: Entspannen und Lernen.
Auch in Ihrem Alltag haben Sie schon zahlreiche Trancen erlebt: zum Beispiel morgens, kurz nach dem Aufwachen, wenn Sie sich noch im Halbschlaf befinden. Genauso befinden Sie sich per psychologisch korrekter Definition in einer Trance, wenn Sie ein spannendes Buch lesen und für einen Moment nichts von der Außenwelt mitbekommen oder bei einer anderen interessanten Tätigkeit einen Flow-Zustand erleben.

NLP und Kommunikation

NLP (Neuro-Linguistisches Programmieren) ist eine mittlerweile sehr verbreitete psychologische Beratungsschule, die vor

INFO

WARUM ENTSPANNUNG FÜR KINDER SO WICHTIG IST

Schon Ungeborene reagieren auf Stressreize im Mutterleib. Pränataler Stress ist laut einer Studie der Deutschen Gesellschaft für Schlaf und Schlafmedizin ein Risikofaktor für chronische Krankheiten und Depressionen. Im Laufe des Lebens nehmen Stressreize auf vielfältige Weise zu und lassen sich oft nicht vermeiden. Die meisten Menschen beginnen jedoch erst im Erwachsenenalter, sich mit Entspannungsmethoden zu befassen, um dem Stress aktiv entgegenzutreten.
Durch diese oft viel zu späte Intervention können negative Konsequenzen wie Bluthochdruck, Herzrhythmusstörungen oder psychosomatische Beschwerden nachhaltig bestehen bleiben.
Deswegen ist es besonders in unserer schnelllebigen Welt sehr wichtig, bereits im Kindesalter eine Anti-Stress-Kompetenz zu erwerben. Eltern und Pädagogen sollten Kinder frühzeitig an entsprechende Angebote heranführen. Von der Babymassage über Kinderyoga bis hin zum speziellen Mentaltraining für Kinder existieren zahlreiche Methoden.
In einem entspannten Zustand können Menschen besser lernen, kreativ sein, Lösungen für Probleme und Herausforderungen finden. Entspannte Menschen verfügen zudem über ein höheres Konzentrationsvermögen, über eine schärfere Wahrnehmung sowie über einen allgemein besseren Gesundheitszustand. Die Trance ist als ein besonders tiefer Entspannungszustand ein natürliches Phänomen und lässt sich ebenfalls bereits bei Ungeborenen feststellen.

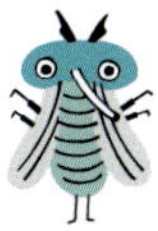

allem zwei Absichten verfolgt: Zum einen geht es darum, Wahrnehmung, Denken und Verhalten des Menschen zielführender zu gestalten, zum anderen um die Verbesserung der zwischenmenschlichen Kommunikation. Eine Grundannahme dabei ist, dass jeder Mensch die Welt um sich herum höchst subjektiv wahrnimmt. Dies schließt den Gedanken ein, dass der Geist die Umwelt und Erlebnisse des Menschen anhand sprachlicher Muster analysiert.

Aus der Kombination von Wahrnehmung und sprachlichem Denken ergeben sich individuelle Verhaltensprogramme, welche die »Mentalität« und das »Wesen« eines Menschen bestimmen. So kann sich zum Beispiel ein Kind die Hand an einem heißen Ofen verbrennen – die subjektive Wahrnehmung ist Hitze und Schmerz. Der darauf folgende versprachlichte Gedanke könnte lauten: »Achtung, an einem Ofen kannst du dich verbrennen!« Daraus kann ein Verhaltensprogramm entstehen, aufgrund dessen das Kind künftig alle Öfen meidet.

Neben solchen sinnvollen Verhaltensweisen entwickeln Menschen jedoch auch uneffektive oder schädliche Verhaltensweisen. NLP versucht nun, diese Muster neuro-linguistisch aufzudecken und zielführend zu verändern. So könnte das Kind in unserem Beispiel auf den Gedanken gebracht werden, dass nicht jeder Ofen so heiß ist, dass vielleicht eine rote Warnleuchte existiert und man sich möglicherweise zunächst vorsichtig einem Ofen nähern kann. Dieses Beispiel klingt vielleicht banal, doch kann NLP mit seiner Methodenvielfalt auch zur nachhaltigen Überwindung von Traumata oder anderen schwerwiegenden mentalen Problemen eingesetzt werden.

Der Blick durch die NLP-Brille

Wenn ein Kind die Wahrnehmung hat, dass es sich im Bett (heute oder regelmäßig) nicht wohlfühlt, und den Gedanken entwickelt »Es ist toll, *nicht* einzuschlafen, weil ich das eh nicht gut kann und im Dunkeln

INFO

ENTSPANNTE KOMMUNIKATION

NLP ist nicht zuletzt eine gute Hilfe zur Etablierung einer wertschätzenden zwischenmenschlichen Kommunikationskultur. Durch die Annahme, dass jeder Mensch – aufgrund seiner subjektiven Wahrnehmung – einzigartig ist, eröffnen sich vielfältige Möglichkeiten, (über-)strenge Regeln, Wenn-dann-Drohungen und den symbolisch erhobenen Zeigefinger abzulegen. Entspannt miteinander zu sprechen, das Hier und Jetzt wertfrei miteinander zu leben und den anderen in seiner Einzigartigkeit zu achten, wird dadurch möglich.

Angst habe, und Mama kommt immer, wenn ich sie rufe«, hat es aus seiner subjektiven Warte betrachtet einen sehr guten Grund, das Verhaltensmuster des Nichteinschlafens nach allen Regeln der Kunst zu kultivieren. Wer diese Situation durch die NLP-Brille analysiert, kann das Kind eher verstehen und sich seinen Bedürfnissen zuwenden – um dann aus dieser empathischen Haltung heraus zusammen mit dem Kind eine Lösung zu entwickeln. Der Zauberkäfer kann eine solche Lösung sein: durch Lenkung der Wahrnehmung auf Entspannung und Wohlfühlen sowie durch achtsame, stressfreie Kommunkation und Interaktion zwischen Eltern und Kind.

Achtsamkeit

Achtsamkeit ist eine Qualität der menschlichen Aufmerksamkeit und der Bewusstseinssteuerung. Der Begriff Achtsamkeit ist eine Art Sammelbecken für verschiedene körperliche und mentale Entspannungs- und Konzentrationsmethoden.
Im Zentrum steht der Gedanke, dass der Mensch achtsam und eben nicht zu schnell oder zu unaufmerksam durch sein Leben geht. Achtsamkeit ist eher eine innere Haltung und ein persönliches Verhalten als eine Technik. Natürlich geht es dabei um Themen wie Stressbewältigung, Geduld, Bewusstsein und Gesundheit – aber auch um ganz andere Dinge, wie etwa um wertschätzende Kommunikation mit seinen Mitmenschen, um sensible Wahrnehmung alltäglicher Dinge, um das Leben im Hier und Jetzt sowie um die Art und Weise, persönliche Entscheidungen zu treffen und ein klares Selbstbild zu entwickeln.
Achtsamkeit ist eine wichtige Grundlage der Zauberkäfer-Methode. Strenge Regeln, die sowohl einzelne Situationen als auch die allgemeine Kommunikation zwischen Eltern und Kind steuern sollen, werden vermieden: ein zentraler Gedanke für die Wirksamkeit dieser Einschlaftechnik. Der Fokus der Aufmerksamkeit wird bewusst auf Beziehungsgestaltung, Entspannung und Wahrnehmung gelenkt.

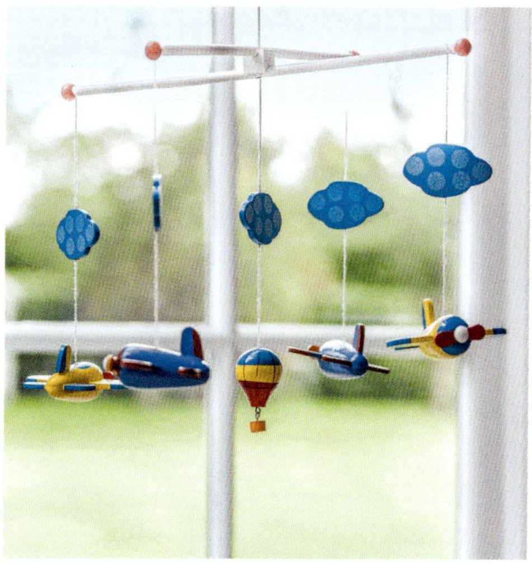

Eine achtsame Haltung trägt wesentlich zur körperlichen und seelischen Balance bei.

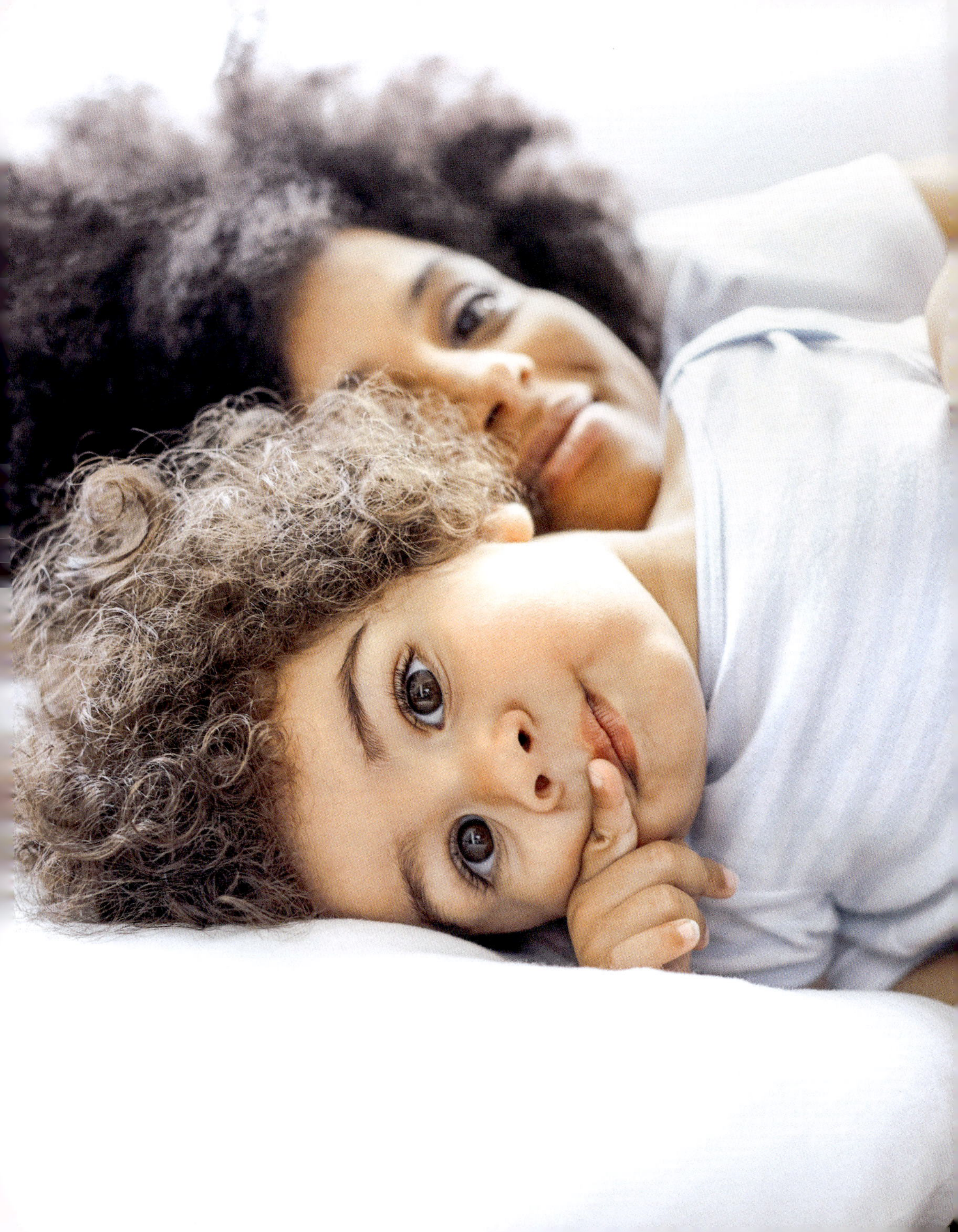

MIT ACHTSAMKEIT IN DEN SCHLAF FÜHREN

DER ZAUBERKÄFER IST EINE MENTALE STRATEGIE, DIE ELTERN MIT IHREM KIND NUTZEN KÖNNEN. DABEI SIND ENTSPANNTE ACHTSAMKEIT UND LIEBEVOLLE KOMMUNIKATION DIE WESENTLICHEN ASPEKTE.

Wie kann man Mentaltraining erlernen? **26**

So können Sie vorgehen **38**

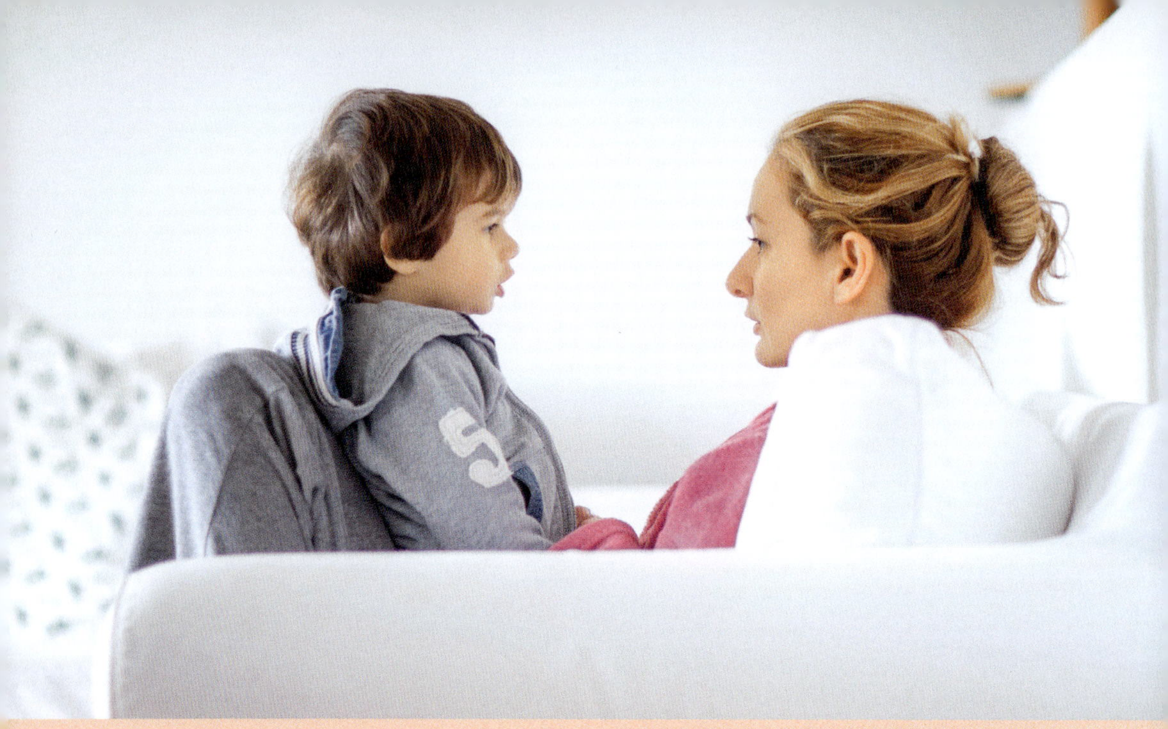

WIE KANN MAN MENTALTRAINING ERLERNEN?

Um ein Mentaltraining durchführen zu können, das angemessen mit inneren Vorstellungen arbeitet, tiefe Entspannung ermöglicht, einen bestimmten Zweck verfolgt (hier den Zweck des Einschlafens) und all dies durch die Art und Weise der zwischenmenschlichen Kommunikation erreicht, müssen drei grundlegende Dinge beachtet werden: Erstens folgt der Ablauf einer vorgegebenen Struktur. Zweitens werden bestimmte Formulierungen, die sogenannten hypnotischen Sprachmuster, verwendet. Und drittens sollten möglichst viele der auf Seite 46 ff. vorgestellten Tipps beherrscht und eingesetzt werden.
Diese drei Grundlagen hat jeder Mentaltrainer, Coach, Psychologe oder Therapeut umfassend gelernt. Sich an sie zu halten, macht die Wirksamkeit des Zauberkäfers aus. Nach der Lektüre der theoretischen Hintergründe

im vorigen Kapitel werden Sie ein Verständnis für diese Grundlagen entwickelt haben. Das erleichtert es Ihnen ungemein, den Zauberkäfer effektiv anzuwenden und ihn an Ihre Ideen und die Bedürfnisse Ihres Kindes anzupassen.

Den Zauberkäfer anwenden

Die Zauberkäfer-Methode kommt in ihrer Durchführung ohne die Begriffe »Mentaltraining«, »Trance« und weitere Fachwörter aus. Es handelt sich letztendlich um ein altersgerechtes Spiel, zu dem Sie Ihr Kind auf freiwilliger Basis einladen. Dennoch ist die Struktur dieser Methode eine vollständige Technik – ein auf das absolute Minimum reduzierter Methodenmix.
Mit jemandem ein Mentaltraining durchzuführen ist für jeden Menschen erlernbar. Natürlich sind therapeutisch gerahmte Mentalinterventionen um ein Vielfaches komplexer als der Zauberkäfer – aber sie folgen derselben Struktur und nutzen dasselbe Sprachmuster. Um ein professionelles oder klassisch-therapeutisches Mentaltraining erfolgreich durchführen zu können, bedarf es einer längerfristigen Ausbildung und sehr viel Übung. Den Zauberkäfer können Sie hingegen ganz leicht erlernen und ohne Schwierigkeiten anwenden.
Es ist dabei immer von Vorteil, wenn der Mentaltrainer und sein »Klient« ein gutes und vertrauensvolles Verhältnis zueinander haben. Ein praktizierender Mentaltrainer muss dies zu jedem Klienten neu aufbauen. Hier haben Sie als Eltern einen wesentlichen Vorteil – denn es ist davon auszugehen, dass Sie ein entsprechendes Verhältnis zu Ihrem Kind bereits haben.
Die Erlernbarkeit und Effektivität des Mentaltrainings haben allerdings eine wichtige Einschränkung: Menschen können sich nur dann wirklich darauf einlassen, wenn sie dies auch ausdrücklich wollen, darauf neugierig sind und keine grundsätzlichen Bedenken gegenüber der Thematik oder dem

INFO

AUFS WESENTLICHE KOMPRIMIERT

Die Methode des Zauberkäfers ist auf die wesentlichen und wirksamsten Elemente des Mentaltrainings komprimiert. Dies ist der Grund, warum der Zauberkäfer so kurz ist, effektiv funktioniert und für Sie im Grunde ganz einfach zu erlernen ist. Sie brauchen lediglich die Struktur und die Sprachmuster zu verstehen, um ihn erfolgreich »anwenden« zu können. Natürlich hilft es, wenn Sie darüber hinaus noch einige der Tipps auf Seite 46 ff. beherzigen, die eine oder andere Formulierung auswendig lernen oder ein wenig üben.

Mentaltrainer an sich haben. Hierzu dienen das Vorgespräch sowie die Vereinbarung eines Ziels.

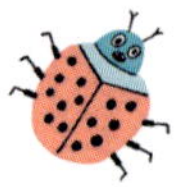

Struktur

Wie erwähnt, ist die Zauberkäfer-Methode eine ganz einfache klassische Technik des Mentaltrainings beziehungsweise eine Trance-Induktion. Deswegen funktioniert sie auch so gut. Nachfolgend wird erklärt, wie die Phasen eines Mentaltrainings und somit auch des Zauberkäfers aufgebaut sind. Die gewählten Standardbegriffe »Mentaltrainer« und »Klient« erleichtern Ihnen dabei das grundsätzliche Verstehen – auch wenn Sie Ihr Kind verständlicherweise nicht gern als Klienten bezeichnen möchten.

1 Vorgespräch

Damit sich der Klient mental voll auf einen Trance-Zustand einlassen kann, wird in einem Vorgespräch ganz allgemein über Mentaltraining informiert. Dabei können – in der Welt der Erwachsenen und der therapeutischen Intervention – zum Beispiel Ängste oder Vorurteile abgebaut und damit der Glaube an die Wirksamkeit von Mentaltraining gestärkt werden. Viele Erwachsene denken nämlich, dass man in Trance manipulierbar und dem Willen des Mentaltrainers ausgeliefert ist. Das ist jedoch nicht der Fall. Menschen wachen aus ihrer Trance sofort auf, sollte der Mentaltrainer etwas von ihnen verlangen, was gegen ihren bewussten Willen gerichtet ist. Bei der Durchführung des Zauberkäfers wird das Wort »Mentaltraining« im Vorgespräch nicht genannt. Sie sagen Ihrem Kind lediglich, wer der Zauberkäfer ist und was er kann.

2 Ziel und Vereinbarung

Ein Mentaltraining ist nur dann wirklich effektiv, wenn ein konkretes Ziel verfolgt wird. Das definierte Ziel gibt die Inhalte der dann folgenden Intervention mit ihren Suggestionen und Sprachmustern vor. Das Ziel einzuschlafen erfordert eine andere Vorgehensweise als beispielsweise das Ziel, in bestimmten Situationen seine volle Leistung abrufen zu können. Beim Zauberkäfer bieten Sie Ihrem Kind das Ziel des Einschlafens aktiv an und holen seine Zustimmung ein. Dies steuert den Fokus und die Erwartungshaltung des Kindes in die entsprechende Richtung. Mit der Vereinbarung haben Sie außerdem eine gemeinsame Basis geschaffen, die durch die Zustimmung des Kindes auf Freiwilligkeit beruht und sich jenseits aller Manipulation befindet.

3 Trance-Test

Vor der eigentlichen Durchführung des Mentaltrainings beziehungsweise der Tiefenentspannung wird dem Klienten seine natürliche Fähigkeit, in eine Trance zu gehen, veranschaulicht. Er wird darüber aufgeklärt, dass er sich schon oft unbewusst in

Zustände begeben hat, die einen tranceähnlichen Charakter haben: Dazu gehört, vertieft in einem Buch zu lesen, auf einer Bahnfahrt verträumt aus dem Fenster zu schauen, einen spannenden Film anzusehen, der Moment kurz vor dem Einschlafen und so weiter. Dabei werden Erkennungskriterien erfragt, anhand derer der Klient überprüfen kann, ob er sich gerade in einem solchen Zustand befindet.
Im Zauberkäfer ist dies einerseits durch die Frage an das Kind gewährleistet, ob es schon müde ist und schlafen möchte beziehungsweise was es zum Einschlafen braucht. Dies steuert ebenfalls seinen Fokus in die entsprechende Richtung.
Andererseits überprüft die Frage, ob das Kind sich das Aussehen des Zauberkäufers vorstellen kann, seine aktuelle Bereitschaft zur Teilnahme. Wenn es sich Form oder Farbe des Zauberkäfers direkt vorstellen kann, zeigt das, dass es an den Zauberkäfer glaubt und die Vereinbarung gültig ist. So ist Ihr Kind im Grunde schon gedanklich in die Handlung involviert, bevor es überhaupt richtig losgeht.
Durch das dann folgende zehnmalige tiefe Ein- und Ausatmen stellt sich schon ein erster Entspannungszustand ein. Dieser dient aufgrund der soeben benannten Erkennungskriterien wiederum als Beweis, dass man sich auf bestem Wege in eine Trance befindet. Auch dies erhöht die gewünschte Wirkung des Zauberkäfers.

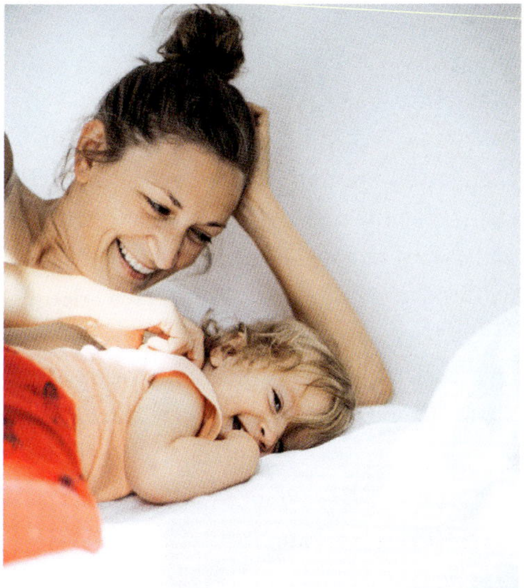

Erst wenn das Kind bereit zum Schlafen ist, kann der Zauberkäfer seine Wirkung tun.

4 Konzentration und Induktion

Weit verbreitet ist das Klischee, dass man sofort in eine Trance oder Hypnose verfällt, sobald man nur auf ein Pendel starrt. Das ist natürlich nicht realitätsnah. Dennoch existieren zahlreiche Techniken, die es durch Konzentration auf ein bestimmtes Objekt ungemein erleichtern, in Trance zu gehen. Klassisch ist eine Methode, bei der man mit offenen Augen etwas länger und konzentriert auf einen Punkt oder einen Finger blickt. Sobald die Augen dann schwer werden, fällt es leichter, sie zu schließen und sich umgehend auf seine Innenwahrnehmung zu konzentrieren.

Dies erreichen Sie beim Zauberkäfer dadurch, dass Sie nach den zehn tiefen Atemzügen Ihre Hand zum Zauberkäfer werden lassen und das Kind eine Weile darauf blicken lassen, während Sie einfach weitersprechen. Zudem wird an dieser Stelle schon mal darauf hingewiesen, dass der Zauberkäfer durch Berührung der Körperteile den Schlaf herbeizaubert.

Der Begriff »Induktion« beschreibt nichts weiter als die absichtliche Einleitung einer tiefen Entspannungsphase. Auch hierfür gibt es mehrere Techniken. Verbreitet ist zum Beispiel das Rückwärtszählen von 10 bis 1 oder die Vorstellung, eine imaginäre Treppe hinabzugehen. Bei jeder Zahl beziehungsweise bei jeder Stufe wird suggeriert, dass die Entspannung tiefer und tiefer wird. Der Zauberkäfer bleibt an dieser Stelle eher einfach gehalten und nutzt als Technik ein sogenanntes Yes-Set. Dabei werden mehrere aufeinanderfolgende Aussagen verwendet,

WICHTIG

KEINE MANIPULATION!

Es sei nochmals betont, dass es hier nicht um Manipulation geht. Sie haben mit Ihrem Kind lediglich im gegenseitigen Einverständnis besprochen, dass der Zauberkäfer den Schlaf herbeizaubern darf – das Kind macht freiwillig mit und schläft freiwillig ein (vielleicht auch einmal nicht). Alle genannten Schritte wie auch die Sprachmuster haben zwar eine gewisse Wirkung, sie dienen jedoch nicht dazu, Ihr Kind gegen seinen eigenen Willen zu manipulieren. Vielmehr geht es darum, gemeinsam ein liebevolles Einschlafspiel zu spielen, das durch Nähe, Berührung, Entspannung, Wahrnehmung, Achtsamkeit und Interaktion gekennzeichnet ist.

Das Wissen um Manipulationstechniken kann einerseits gefährlich sein. Andererseits schützt Sie dieses Wissen davor, andere unbewusst zu manipulieren, und hilft Ihnen auch, manipulative Angriffe zu erkennen. Darüber hinaus sollten Sie die Technik der Konzentration und Induktion nicht in Alltagssituationen anwenden, etwa wenn Ihr Kind versehentlich eine teure Vase zerstört hat und Sie es wütend zur Rede stellen wollen. Jetzt, wo Sie diese Technik kennen, fällt Ihnen vielleicht auf, dass Sie sie schon unbewusst angewendet oder selbst erlebt haben. Künftig können Sie bewusst darauf achten, Ihr Kind nicht durch Ihr Kommunikationsverhalten zu manipulieren.

die die aktuelle Situation des Klienten spiegeln – beim Zauberkäfer so: »Du liegst im Bett und fühlst die Matratze unter dir … Ich bin ganz nah und du hörst meine Stimme.« Anschließend folgt eine Suggestion: »Sobald du den Zauberkäfer am Fuß spürst, beginnt der Schlafzauber.« Die Paarung von Aussage und Suggestion erleichtert es dem Unterbewusstsein des Zuhörers, die entsprechenden Anweisungen aufzunehmen.
Die Kombination von Konzentration und Induktion ist – rein technisch betrachtet – eine einfache, aber effektive Manipulationstechnik, die im menschlichen Alltag häufig unbewusst wie auch bewusst eingesetzt wird. Dazu ein Beispiel: Eine Führungskraft zitiert einen Mitarbeiter in ihr Büro, legt ihm ein von ihm bearbeitetes Dokument vor und gibt dazu Feedback, das eine alarmierende Wirkung haben soll, indem er sagt: »Schauen Sie sich dieses Dokument an (Konzentration). Was hier auf meinem Tisch liegt, habe ich so nicht bei Ihnen angefordert, es ist voller Fehler und Sie stehen einfach da und sagen nichts (spiegelnde Aussagen). Sie werden verstehen, dass eine Gehaltserhöhung unter diesen Umständen erst mal nicht infrage kommt (Suggestion).« Es erübrigt sich zu sagen, dass der Mitarbeiter seine Bitte um eine Gehaltserhöhung danach lange hinausschieben wird. Diese Beeinflussung funktioniert ebenso effektiv auf positive Weise – so wie im Zauberkäfer angewendet.

5 Vertiefung

Die im vorigen Schritt eingeleitete Entspannung wird weiter vertieft, sodass man nun von einer »echten« und tiefen Trance reden kann. Erstaunlich leicht gelingt diese Vertiefung, wenn mehr oder weniger zufällig eine kleine, plötzliche Störung eintritt. Diese Störung dann umgehend und elegant als Vertiefung umzumünzen, ist der Trick dabei. Beim Zauberkäfer wird dies durch den kurzen Kitzeleffekt bei der ersten Berührung des Fußes erreicht. Die soeben begonnene Entspannung wird durch das Kitzeln vermeintlich gestört – jedoch nur, um mit einem rhetorischen Kniff die Entspannung zu vertiefen. Die entsprechende Suggestion lautet: »Wenn es kitzelt, hat der Zauber schon begonnen. Jetzt oder vielleicht erst etwas später wird dein Fuß ganz schwer und schläft schon mal ein …« Die vier vorangegangenen Schritte tragen wesentlich dazu bei, dass dieser an sich recht plumpen Aussage widerstandslos geglaubt wird.

6 Intervention und Suggestion

Beim Zauberkäfer besteht die Intervention darin, dass die Wahrnehmung auf alle Körperteile gerichtet wird. Dies führt ganz einfach zur Entspannung und schult die Wahrnehmungsfähigkeit. Wer schon einmal Yoga, Pilates, autogenes Training, Meditation oder die progressive Muskelrelaxation ausprobiert hat, kennt Entspannungsmethoden, die ähnlich ablaufen. Außerhalb des Mentaltrainings spricht man jedoch nicht von einer Intervention, sondern eher von einer Technik oder Übung.

Den wichtigsten Effekt im Rahmen der Intervention ermöglichen die Suggestionen. Damit ist gemeint, dass der bewussten oder unbewussten Aufmerksamkeit eine bestimmte Denkrichtung vorgegeben wird. Am einfachsten funktioniert dies nicht durch offensives Befehlen, sondern durch psychologisch und rhetorisch ausgeklügelte Formulierungen – das sogenannte hypnotische Sprachmuster.

Meister dieser Sprachmuster sind übrigens nicht allein die Mentaltrainer, Hypnotiseure oder Therapeuten. Allen voran beherrschen Werbefachleute und Politiker die Sprache der Suggestionen. Wir sind in unserem Alltag solch manipulativen Sprachmustern permanent ausgesetzt. Diese Formulierungen erreichen ihr Ziel, wenn wir die Beeinflussung nicht bewusst bemerken. Zwei Beispiele sollen das veranschaulichen: Eine süddeutsche Automarke wirbt für sich mit dem Slogan »Das Beste oder nichts«. Dies ist eine hochsuggestive Formulierung. Der Werbetexter will, dass der Leser unbewusst etwas ganz Bestimmtes denkt: nämlich dass diese Marke das Beste ist. Alle anderen Marken sind folglich »nichts« oder sie können nichts und sind nichts wert. Auch Politiker halten sich mit solchen Sprachmustern nicht zurück und sind darin meistens hervorragend geschult: »Wer Stabilität will, muss unsere Partei wählen.« Das ist ein ganz einfaches Sprachmuster. Hierbei werden zwei voneinander völlig unabhängige Aussagen miteinander verknüpft und mit dem Wort »muss« als Befehl ausgegeben. Der so entstehende Zusammenhang zwischen Stabilität und dem Kreuzchen auf dem Wahlzettel ist nur Schein – reine Suggestion. Diese Aussage ist weder überprüfbar noch eine inhaltlich-politische Aussage noch ein Wahlversprechen. Sollten Sie nun denken, solche plumpen Sprachmuster könnten Sie persönlich keinesfalls beeinflussen, täuschen Sie sich.

Im Zauberkäfer tauchen nicht nur Suggestionen auf wie diese: »Ich weiß nicht, welcher Körperteil am entspanntesten ist oder am tiefsten schläft, aber du merkst, wie schön es sich anfühlt, und das bedeutet, dass du gut schlafen kannst.« Der rote Faden aller Suggestionen ist, dass der Zauberkäfer nun mal müde macht und den Schlaf herbeizaubert. Suggestionen wie diese zu verwenden ist wichtig, damit Ihr Kind seine Aufmerksamkeit frei von Zwängen auf Entspannung sowie auf das Müdewerden richten kann. Dies erreichen Sie nicht durch das Aussprechen von Befehlen: »Entspanne dich, schlaf bitte ein, sofort!«, sondern es bedarf dieser geschickten Suggestionen.

Sprachmuster

Die Zauberkäfer-Methode macht das Einschlafen unter anderem deswegen so ange-

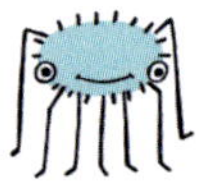

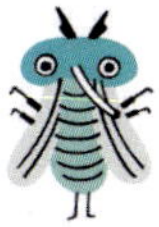

INFO

REORIENTIERUNG

Abschließend enthält ein klassisches Mentaltraining mit Tiefenentspannung noch die sogenannte Reorientierung. Dabei wird der Klient aus der Trance beziehungsweise seiner Innenwahrnehmung »zurückgeholt«. Seine Konzentration wird durch die sprachliche Anleitung des Mentaltrainers wieder auf die Wahrnehmung der Außenwelt gelenkt. Dadurch löst sich die Trance auf. Manchmal hat sich während der Trance ein Tiefschlaf entwickelt. Wenn der Klient schließlich ausgeschlafen ist, wacht er ganz von alleine und ausgeruht auf.
Das gilt auch für den Zauberkäfer: Die Reorientierung fällt hier logischerweise weg, weil sie am nächsten Morgen von alleine stattfindet.

nehm, weil die gewählte Rhetorik die Aufmerksamkeit Ihres Kindes weg vom Alltag und von Ablenkungen in eine bestimmte Richtung lenkt. Durch eine ganz bewusste Wortwahl wird die Aufmerksamkeit vom Alltag abgezogen. Der Fokus der Wahrnehmung richtet sich dann nach innen und auf Mama oder Papa. Um das Kind ruhiger werden zu lassen und den Blick auf seine Körperwahrnehmung zu lenken, könnten Sie im Grunde eine ganz normale Sprache sprechen, indem Sie einfach sagen »Achte bitte darauf, wie du dich gerade fühlst« oder »Horch einmal in dich hinein« oder »Bestimmt wirst du gleich müde«.
Solche Aussagen reichen jedoch nicht aus, wenn Sie das Einschlafen wirklich forcieren möchten. Dazu brauchen Sie eine besondere Sprache, die in ihrer Wirkung einen Schritt weiter geht als gebräuchliche Formulierungen. Eine solche Sprache ist im Mentaltraining vorrangig anzutreffen – denn dafür wurde sie entwickelt.
Das hypnotische Sprachmuster besteht aus zahlreichen Gattungen. Sie werden beim Lesen der Anleitung sicher bemerkt haben, dass diese Sprache nicht ganz alltäglich klingt. Das ist durchaus beabsichtigt. Denn eine bedeutende Gemeinsamkeit der Gattungen besteht darin, dass sie den Zuhörer auf bestimmte Art beeinflussen.
Ein postiver Nebeneffekt dieses Sprachmusters ist, dass dabei die Wahrnehmungsfähigkeit Ihres Kindes geschult wird. Das Kind wird immer wieder auf behutsame Weise angeleitet, seinen eigenen Körper wahrzunehmen – ebenso wie auf Ihre Berührungen zu achten.

Die Macht der Sprache

Im Zauberkäfer werden nicht alle Gattungen, dafür jedoch die wirksamsten eingesetzt, wie sie auf den nachfolgenden Seiten

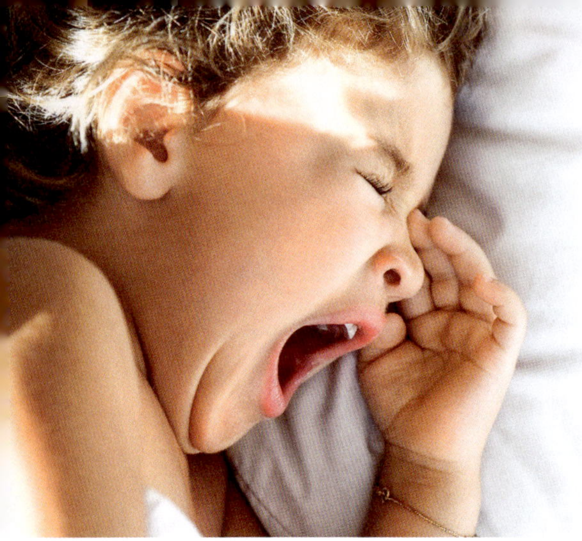

Beim Zauberkäfer lernt das Kind, seine Aufmerksamkeit auf die Müdigkeit zu richten.

dargestellt werden. Die zu jeder Gattung genannten Alltagsbeispiele zeigen, dass die Muster nicht nur im Kontext von Mentaltraining, Psychologie, Werbung oder Politik zu hören sind. In der alltäglichen zwischenmenschlichen Kommunikation sind diese Sprachmuster ebenfalls zahlreich vorzufinden. Auch wenn sie dort eher unbewusst eingesetzt werden, verfehlen sie ihre Wirkung nicht.
Am besten entfalten die Sprachmuster beim Zauberkäfer ihre Wirkung, wenn Sie Nähe zu Ihrem Kind aufgebaut haben und sich ebenfalls entspannen. Mit einer ruhigen und schläfrigen Stimme zu sprechen unterstützt die Wirksamkeit dieser Rhetorik zusätzlich. Die Zauberkäfer-Methode wird durch die Wirkung dieser Gattungen des hypnotischen Sprachmusters so effektiv.

UNTERSTELLUNGEN

»Wenn du den Zauberkäfer gleich am Oberschenkel spürst, heißt das, dass auch der Oberschenkel verzaubert wurde und müde wird und dann schläft.« – »So funktioniert der Zauber.« – »Vielleicht spürst du schon, wie sich die Müdigkeit in dir ausbreitet.«
Alltagsbeispiele: »Das hast du mit Absicht gemacht.« – »Du bist aber lieb.«

SCHEINZUSAMMENHÄNGE

»Dein Fuß wird ganz schwer und schläft schon mal ein, weil der Zauberkäfer das gemacht hat.« – »Während der Zauberkäfer zaubert, spürst du, wie du immer müder wirst.« – »Und wenn es vielleicht ab und zu kitzelt, dann weißt du, dass er wirklich zaubern kann.«
Alltagsbeispiele: »Immer, wenn ich in einen Stau gerate, flippe ich innerlich aus.« – »Mein Nachbar hat mich heute nicht gegrüßt, entweder hat er schlechte Laune oder er mag mich nicht mehr.«

BEWERTUNGEN

»Du merkst, wie schön es sich anfühlt.« – »Und das ist gut so.« – »Es tut gut, wenn der Käfer deinen entspannten Bauch berührt.«
Alltagsbeispiele: »Das kannst du prima.« – »Eine kleine Pause tut immer gut.«

SCHEINALTERNATIVEN

»Jetzt oder vielleicht erst etwas später wird dein Fuß ganz schwer und schläft schon mal

ein.« – »Ich weiß nicht, welcher Körperteil am entspanntesten ist oder am tiefsten schläft.« – »Möchtest du denn gleich schnell oder langsam einschlafen?«
Alltagsbeispiel: »Möchtest du dich noch ausruhen oder einen Kaffee trinken, bevor du die Hemden bügelst?«

SATZFRAGMENTE

»Einfach schlafen.« – »Ja, genau.« – »Und nun auch der Unterarm.«
Alltagsbeispiele: »Essen!« – »Herein!«

UNVOLLSTÄNDIGE VERGLEICHE

»Du wirst immer müder, entspannter, ruhiger ...« – »Es wird immer leichter.«
Alltagsbeispiele: »Das kannst du besser machen.« – »Man wird nicht jünger.«

WIEDERHOLUNGEN

Schlüsselwörter wie »müde« oder »entspannt« sowie ganze Sprachmuster beziehungsweise Sätze werden wiederholt.
Alltagsbeispiele: Im (Familien-)Alltag finden sich zahlreiche Wiederholungen, wie zum Beispiel: »Bitte unterbrich mich nicht dauernd« oder »Beeil dich!«.

UNKONKRETE VERBEN

Entspannen, spüren, zaubern, bemerken, sich anfühlen ...
Alltagsbeispiele: Lernen, wissen, verändern, erkennen, machen, sich anstrengen, wahrnehmen. »Lernen soll Spaß machen.« – »Man muss sich nur richtig anstrengen, wenn man etwas schaffen möchte.«

KONJUNKTIONEN

Und, weil, deshalb, darum, während ...
Alltagsbeispiele: »Ich habe schlechte Laune, weil es regnet.« – »Es ist schon spät und ich bin müde.«

BESTÄTIGUNGEN

»Ja, genau.« – »Das machst du gut.«
Alltagsbeispiele: Die motivierende und zielführende Wirkung von Lob und Anerkennung kennt jeder: »Es ist toll, dass Sie das so schnell verstehen.«

MÖGLICHKEITSBESCHREIBUNG

Können, dürfen, sollen … »Wie kannst du am besten einschlafen?« – »Du darfst selbst aussuchen, wie dein Zauberkäfer aussieht.«
Alltagsbeispiele: »Ihr dürft gerne einmal zu Besuch kommen.« – »Du solltest unbedingt hingehen.«

Die Wirkung der Sprache

All diese Beispiele zeigen, dass durch hypnotische Sprachmuster eine bestimmte Wirkung ausgelöst wird. Das ist deswegen der Fall, weil sie nicht eins zu eins die Realität abbilden, sondern diese eben durch Scheinzusammenhänge, Bewertungen, Unterstellungen und so weiter leicht verändert darstellen. Das hat wiederum eine veränderte Wahrnehmung zur Folge. Die mögliche

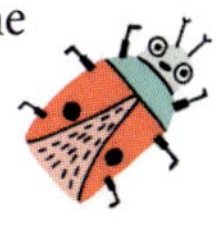

Aussage »Der Zauberkäfer macht dich müde« wird viel effektiver und verändert den Fokus des Hörers eher in Richtung des Einschlafens, wenn sie mit einer der genannten Unterstellungen formuliert wird: »Wenn du den Zauberkäfer gleich am Oberschenkel spürst, heißt das, dass auch der Oberschenkel verzaubert wurde und müde wird und dann schläft.«
Auch die Alltagsbeispiele verändern die beschriebene Realität und infolgedessen die Wahrnehmung. Die Aussage »Möchtest du dich noch ausruhen oder einen Kaffee trinken, bevor du die Hemden bügelst?« ist in ihrer formalen Struktur zunächst nur eine höfliche und offen formulierte Frage, die Wahlmöglichkeiten zulässt. In ihrer eigentlichen Wirkung aber enthält sie die Feststellung, dass der Angesprochene in jedem Fall die Hemden bügelt – nur ist die Frage offen, ob er oder sie sich vorher noch ausruht oder einen Kaffee trinkt. Diese Frage ist durch die Gattung der Scheinalternative manipulativ geworden. Eine Aussage oder Frage zu formulieren, die ohne eine solche Wirkung bliebe, müsste eher lauten: »Möchtest du die Hemden bügeln?«
Das Beispiel »Man wird nicht jünger« ist auch manipulativ. Bestimmt haben Sie diese Formulierung schon oft gehört oder auch selbst geäußert. Dies wird durch den unvollständigen Vergleich zu einer großen Beeinflussung des Hörers oder Sprechers. Damit ein Vergleich vollständig ist, muss klar werden, worauf er sich bezieht. Sonst geht der vermeintliche Vergleich in die Irre. Wenn nicht klar ist, in Bezug zu was genau »man nicht jünger wird«, geht im Kopf das Kino an: Wird man nicht jünger im Vergleich zu den Jungspunden oder im Vergleich zum normalen Fortschreiten des Lebens? Das ist immerhin ein bedeutender Unterschied und der Hörer muss selbst den Bezugspunkt mit Inhalt füllen.
Die Aussage »Du wirst immer müder« macht sich im Zauberkäfer genau diesen unvollständigen Vergleich zunutze, um den Fokus ohne vorgegebenen Bezugspunkt auf die aktuelle Ausprägung der Müdigkeit zu lenken.

INFO

VARIIEREN ERLAUBT

Grundsätzlich können Sie sich beim Zauberkäfer Formulierungen selber ausdenken und diese variieren. Wichtig ist nur, dass die Formulierungen dem hypnotischen Sprachmuster entlehnt sind und dass Sie die sechs Phasen einhalten, die oben beschrieben wurden und auf der folgenden Seite kurz zusammengefasst sind. Noch besser funktioniert es, wenn Sie zudem einige der Tipps auf den hinteren Umschlaginnenseiten beachten.

KURZVERSION

Im Folgenden ist die Methode auf ein Minimum reduziert. Das hilft Ihnen beim Lernen der Struktur und der Formulierungen. Bei Kindern, die den Zauberkäfer bereits kennen, reicht diese Kurzversion vielleicht schon als Einschlafhilfe aus. Das genaue Vorgehen finden Sie auf Seite 38 ff.

1 VORGESPRÄCH

»Kennst du (noch) den Zauberkäfer? Er kann zaubern, dass Kinder schnell müde werden und ganz leicht einschlafen.«

2 ZIEL UND VEREINBARUNG

»Möchtest du denn, dass der Zauberkäfer jetzt zu dir kommt und dich in den Schlaf zaubert?«

3 TRANCE-TEST

»Der Zauberkäfer kommt aber nur zu Kindern, die schon ein wenig müde sind und auch wirklich schlafen wollen. Bist du denn schon müde und möchtest du überhaupt schlafen?«
»Du darfst dir selbst aussuchen, wie der Zauberkäfer aussieht – wie sieht deiner heute aus?«
»Zehn Mal tief ein- und ausatmen.«

4 KONZENTRATION UND INDUKTION

»Schau, meine Finger sind jetzt der Zauberkäfer. Bestimmt erkennst du die silbernen Punkte und die blau glitzernden Streifen!«
»Bist du bereit, dass der Zauberkäfer dich jetzt in den Schlaf zaubert?«

5 VERTIEFUNG

»Wenn es kitzelt, dann hat der Zauber schon begonnen.«

6 INTERVENTION UND SUGGESTION

»Der Zauberkäfer berührt gleich jeden deiner Körperteile. Und wenn er ihn berührt, zaubert er, dass er sich ganz schwer anfühlt und dann müde wird und einschläft. Er beginnt bei den Füßen. Jede Berühung lässt dich entspannter werden. Wenn er zum Schluss am Kopf ankommt, dann schläfst du vielleicht schon tief und fest. So funktioniert der Zauber. – Jetzt oder vielleicht etwas später wird dein Fuß ganz schwer und schläft schon mal ein, weil der Zauberkäfer das gemacht hat.«
Fahren Sie nun mit den anderen Körperteilen in derselben Weise fort, bis Sie am Kopf angekommen sind.

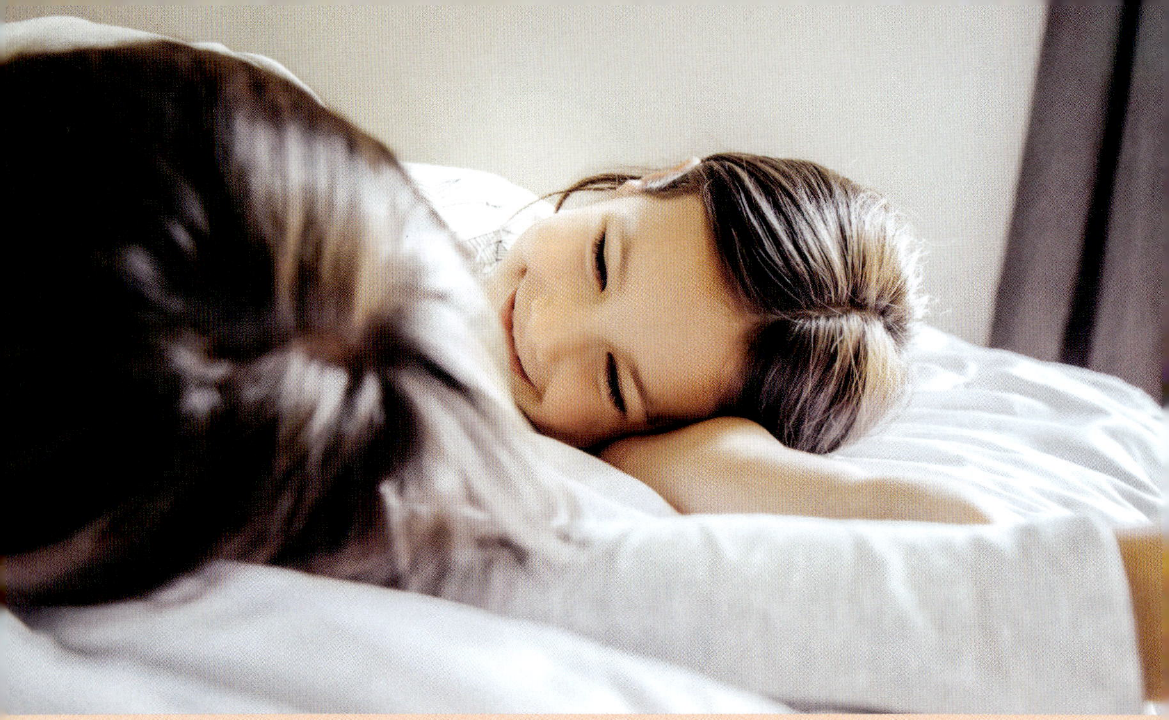

SO KÖNNEN SIE VORGEHEN

Die folgende Anleitung ist als Dialog dargestellt, um zu zeigen, wie die Interaktion zwischen Kind und Elternteil abläuft. Dabei lassen Sie Ihre Finger zum Zauberkäfer werden, der über das Kind krabbelt und dabei jeden Körperteil einschlafen lässt, indem er ihn verzaubert. Hierbei kommt eine ganz bestimmte Rhetorik zum Einsatz, deren Wirkung darin besteht, dass die Aufmerksamkeit des Kindes nach innen gerichtet wird. Ihr Kind wird dabei immer entspannter und müder, bis es schließlich ganz leicht und wohlig einschläft.

Und so geht's: Sie liegen neben Ihrem Kind im Bett – wie jeden Abend. Vielleicht haben Sie gerade etwas vorgelesen oder eine Geschichte erzählt und es wird nun Zeit zu schlafen. Nehmen Sie sich an dieser Stelle etwa zehn Minuten Zeit für den Zauberkäfer. Am leichtesten ist es, wenn Sie sich am

INFO

DER EINSATZ IHRER STIMME

Achten Sie bei der Durchführung besonders auf Ihre Stimme. Sie sollte ruhig, langsam und »einschläfernd« klingen. Legen Sie hin und wieder kleine Sprechpausen ein. Sprechen Sie am besten möglichst dann, wenn Ihr Kind ausatmet (siehe Seite 47).

Anfang möglichst wortgetreu an die folgenden Formulierungen und den Ablauf halten.

Das Zauberkäfer-Ritual

»Kennst du eigentlich den Zauberkäfer?«
Kind: »Nein.« (»Ja.«)
»Der Zauberkäfer ist ein kleines, süßes Krabbeltierchen und kann zaubern. Wusstest du, dass er wirklich zaubern kann?«
Kind: »Nein.« (»Quatsch.« – »Ja.«)
»Er kann nur einen einzigen Zauber – den dafür aber besonders gut. Er kann nämlich zaubern, dass Kinder schnell müde werden und ganz leicht einschlafen.«
Kind: »Wirklich?« (»Wie denn?« – …)
»Möchtest du denn, dass der Zauberkäfer kommt und dich in den Schlaf zaubert?«
Kind: »Ja.«
»Der Zauberkäfer kommt aber nur zu Kindern, die schon ein wenig müde sind und auch wirklich schlafen wollen. Bist du denn schon müde und möchtest schlafen?«
Kind: »Ja.« (»Es geht so.«)
»Wie merkst du denn, dass du schon müde geworden bist?«
Kind: »Ich musste vorhin gähnen.«
»Und wie kannst du am besten einschlafen?«
Kind: »Wenn mein Teddy dabei ist.«
Stellen Sie bitte sicher, dass die Bedingung des Kindes erfüllt ist.
»Ja, das ist gut – hier ist dein Teddy. Das Besondere ist, dass Kinder selbst aussuchen dürfen, wie der Zauberkäfer aussieht – wie sieht deiner wohl aus?«
Kind: »Silber gepunktet mit blau glitzernden Streifen.«
Bitte merken Sie sich die Beschreibung, denn Sie greifen diese gleich auf.
»Oh, wie schön! Ein Zauberkäfer, der so aussieht, kann ganz besonders gut den Schlaf herbeizaubern. Dann lass uns kurz warten, bis der Zauberkäfer kommt. Am einfachsten geht das, wenn du die Augen schließt und dann zehn Mal tief ein- und ausatmest. Denn bei jedem Atemzug wirst du ruhiger und müder – dann erst traut sich der Zauberkäfer, zu dir zu kommen.«
Ihr Kind atmet zehn Mal tief ein und aus. Machen Sie bei dieser Atemübung bitte mit. Sie können die Atemzüge leise mitzählen – am besten rückwärts von 10 bis 1. Sagen Sie zwischendurch beispielsweise:
»Das machst du super.« – »Du kannst noch tiefer atmen – du fühlst, wie du bei jedem

Atemzug entspannter (wärmer, müder, schwerer, ruhiger) wirst.«

Halten Sie, bevor das Kind die Augen wieder öffnet, eine Hand ca. 30 Zentimeter über seinen Kopf und machen mit den Fingern die ganze Zeit »krabbelnde« Bewegungen.

»O. K. Schau – meine Finger sind jetzt der Zauberkäfer. Schau ihn dir genau an. Bestimmt erkennst du die silbernen Punkte und die blau glitzernden Streifen?«

Kind: »Hihi. Ja.«

»Bist du bereit, dass der Zauberkäfer dich jetzt in den Schlaf zaubert?«

Kind: »O. K.«

»Möchtest du denn schnell oder langsam einschlafen?«

Kind: »Langsam.« (»Schnell.« – »Mittel.«)

»Prima. Der Zauberkäfer berührt gleich jeden Körperteil von dir. Und wenn er ihn berührt, zaubert er, dass er sich ganz schwer und warm anfühlt, dass er dann immer müder wird und einschläft. Er beginnt bei den Füßen. Jede Berühung lässt dich entspannter werden. Und wenn er zum Schluss am Kopf ankommt, schläfst du vielleicht schon tief und fest. So funktioniert der Zauber – O. K.?«

Ihre Hand verkörpert bis hierhin immer noch den Zauberkäfer wie vorhin beschrieben.

Kind: »Ja.«

»Achte jetzt mal ganz genau auf deine beiden Füße. Der Zauberkäfer fängt bei dem Fuß an, der jetzt gerade wärmer ist – welcher ist es denn?«

Kind: »Der hier.«

»Dann schließ bitte noch mal die Augen. Du liegst im Bett und fühlst die Matratze unter dir. Deine Augen sind zu, es ist dunkel. Ich bin ganz nah bei dir und du hörst meine Stimme. Du weißt, der Zauberkäfer mit den silbernen Punkten und den blauen Glitzerstreifen ist schon da, weil du müde bist und schlafen möchtest. Sobald du den Zauberkäfer am Fuß spürst, beginnt der Schlafzauber. Und wenn es ab und zu kitzelt, dann weißt du, dass er wirklich zaubern kann.«

Führen Sie Ihre »Zauberkäferhand« unter die Decke bis zu einem Fuß des Kindes. Die »krabbelnden« Finger berühren nun ganz sanft für einige Sekunden den Fuß. Nicht zu viel »krabbeln«, das würde zu sehr kitzeln.

Kind: »Hihi, das kitzelt.«

»Ja, genau. Wenn es kitzelt, hat der Zauber schon begonnen.«

Berühren Sie den Fuß nun mit der flachen Hand, sodass es nicht mehr kitzelt und stattdessen Wärme entsteht.

»Jetzt oder vielleicht etwas später wird dein Fuß ganz schwer und schläft schon mal ein, weil der Zauberkäfer das gemacht hat. Und nun macht er den Unterschenkel müde.«

Berühren Sie jetzt kurz den Unterschenkel des gleichen Beines.

»Vielleicht bemerkst du jetzt schon oder erst gleich, wie dein Unterschenkel ganz langsam ganz müde wird.«

»Wenn du den Zauberkäfer gleich am Oberschenkel spürst, heißt das, dass auch der

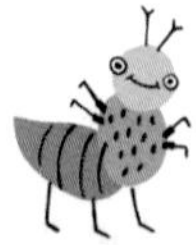

Oberschenkel verzaubert wurde und immer müder wird und dann schlafen darf.«
Berühren Sie jetzt kurz den Oberschenkel des gleichen Beines.
»Während der Zauberkäfer zum anderen Fuß wandert, fragst du dich, ob es auch gleich kitzelt, bevor du noch müder wirst.«
Verfahren Sie mit Fuß, Unter- und Oberschenkel genauso wie vorhin.
»Dass der Zauberkäfer jetzt beide Beine verzaubert hat, bedeutet, dass du immer müder wirst. Schau, wie müde und schwer auch deine Augen schon geworden sind. Und das ist gut so. Je mehr Körperteile der Zauberkäfer berührt, umso müder wirst du. Es wird immer leichter. Es tut gut, wenn der Käfer deinen entspannten Bauch berührt.«
Mit dem Zauberkäfer den Bauch berühren.
»Und du merkst, wie müde du schon geworden bist. Nun lässt der Zauberkäfer die Brust müde werden.«
Bitte die eine Seite der Brust berühren.
»Du merkst, wie der Oberarm entspannt wird, weil der Zauberkäfer ihn berührt.«
Bitte die Seite fortsetzen, die Sie bei der Brust begonnen haben.
»Und nun auch der Unterarm.«
Bitte den Unterarm berühren.
»So breitet sich die Entspannung leicht aus. Und auch die Hand – und deine Finger …«
Bitte die Hand berühren.
»… sie spüren die Schwere und Wärme. Das ist schön und kann dich ganz leicht noch müder machen. – Wenn du den Zauberkäfer gleich auf der anderen Seite spürst, weißt du, dass der Zauber funktioniert. Ich weiß nicht, ob du schläfst, während der Zauberkäfer die andere Seite der Brust berührt.«
Bitte die andere Seite der Brust berühren. Verfahren Sie dann mit Oberarm, Unterarm, Hand und Fingern wie bei der anderen Seite. Sie können den gleichen Text verwenden.
»Ich weiß nicht, welcher Körperteil am entspanntesten ist oder am tiefsten schläft, aber du bemerkst, wie schön es sich anfühlt. Das bedeutet, dass du gut schlafen kannst. Während der Zauberkäfer zaubert, spürst du, wie du immer müder wirst. Vielleicht kannst du schon spüren, wie sich die Müdigkeit in dir ausbreitet? Einfach schlafen. – Und dann darf auch langsam dein Kopf einschlafen.«
Legen Sie die Hand sacht auf dem Kopf ab.
»Der Zauberkäfer ist nun auch müde und schläft auf deinem Kopf ein.«

INFO

BERÜHREN UND FORMULIEREN

Bei Kindern im Alter von drei bis vier Jahren stehen vor allem die Berührungen der Körperteile durch den Zauberkäfer im Vordergrund. Ab fünf Jahren reagieren die Kinder aufgrund ihres gereiften Sprachverständnisses mehr und mehr auf die speziellen Formulierungen der Methode.

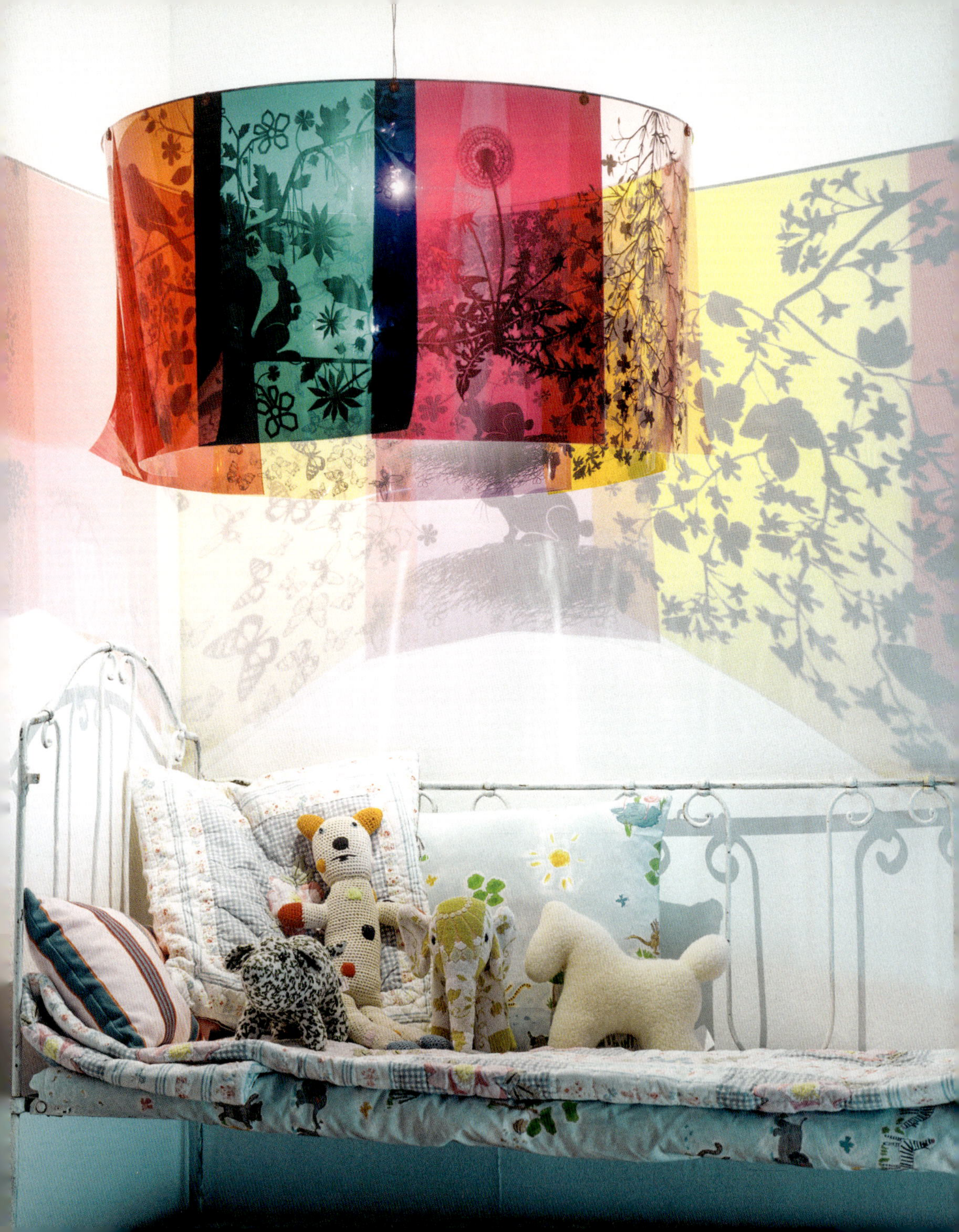

IHRE KREATIVITÄT IST GEFRAGT

MIT ETWAS FANTASIE KÖNNEN SIE IHRE EIGENE VARIANTE DES ZAUBERKÄFERS ENTWICKELN. UND FÜR DEN FALL, DASS IHR KIND EINMAL AUS EINEM WICHTIGEN GRUND NICHT EIN-SCHLAFEN KANN ODER WILL, FINDEN SIE HIER ZWEI WEITERE KINDGERECHTE MENTALTECHNIKEN.

Ihr eigener Zauberkäfer **44**
Hilfreiche mentale Techniken **50**

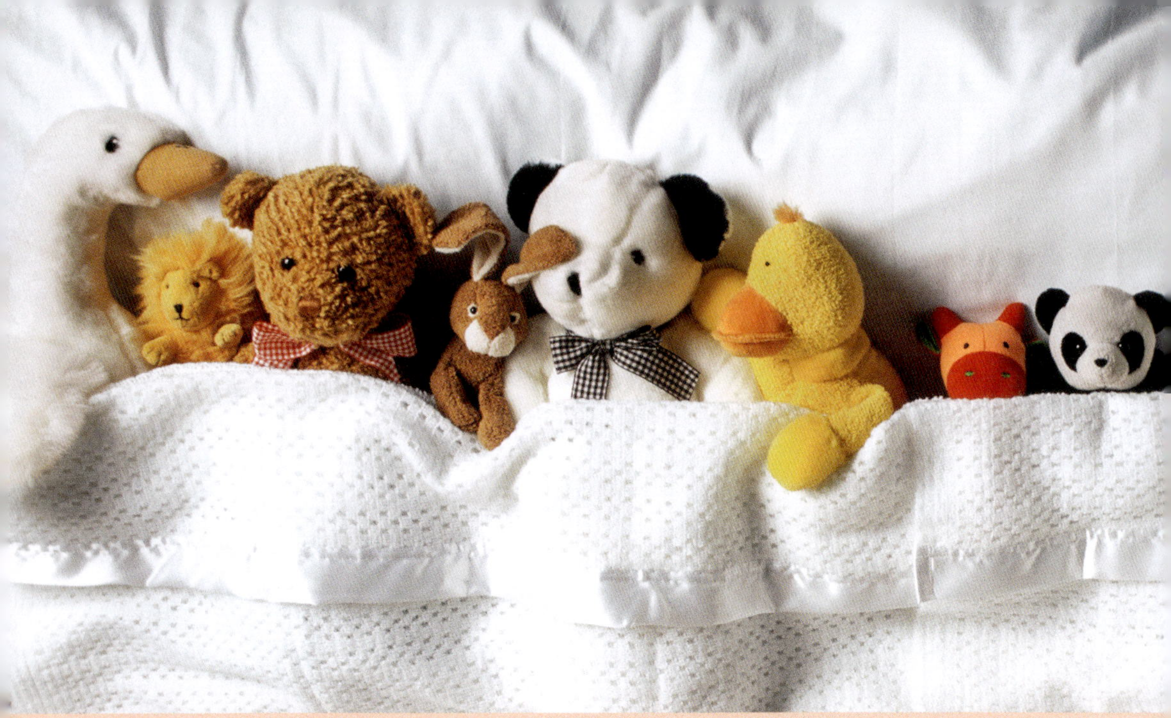

IHR EIGENER ZAUBERKÄFER

Sie können auch ganz einfach Ihren eigenen Zauberkäfer entwickeln – den Zauberkäfer, der am besten zu Ihrem Kind passt. Am leichtesten wird Ihnen das gelingen, wenn Sie dabei die vorhin beschriebene Struktur beibehalten und sich an der Kurzversion auf Seite 37 orientieren.
Nutzen Sie dabei die genannten Sprachmuster und entwickeln Sie zu jedem der sechs Schritte eigene Formulierungen.

Wenn Sie statt des Wortes »Zauberkäfer« lieber einen eigenen Namen oder ein anderes Wesen kreieren möchten, beachten Sie bitte: Das Wort »Zauber« enthält die Suggestion, dass wirklich Zauber im Spiel ist. Sie können allerdings genauso gut die Wörter »Magie« oder »Wunder« verwenden – solange durch den Namen keine Assoziation von Action, Spielfreude oder Energie geweckt wird. Es wäre kontraproduktiv, wenn

Sie zum Beispiel einen Action-Löwen als Einschlafzauber kreieren.

Erfinden Sie mit Ihrem Kind ein magisches Wesen

Am wichtigsten ist jedoch, dass die eigene Namenskreation zur Erlebnis- und Fantasiewelt Ihres Kindes passt. Dies erhöht die Wirkung immens, weil das Kind dann eher geneigt ist, diesem Wesen zu vertrauen und an seine besonderen Zauberkräfte zu glauben. Wenn Ihr Kind beispielsweise felsenfest daran glaubt, dass ein Stein den Schlaf herbeizaubern kann, können Sie genauso gut einen Steinzauber oder einen Wunderstein entwickeln.

INFO

DER ZAUBERTEDDY

Anstelle Ihrer Hand kann auch ein Kuscheltier zum Zauberkäfer werden. Sollten Sie beispielsweise einen Teddybären einsetzen, so könnte »Zauberteddy« ein passender Name sein. Nutzen Sie dieses Kuscheltier dann idealerweise nur für dieses Einschlafritual und nicht zum Spielen tagsüber. So verbindet Ihr Kind ausschließlich das Einschlafen mit diesem besonderen Kuscheltier.

Wenn Sie ein eigenes Wesen entwickelt haben, dann sollten die Fingerbewegungen und die Berührung der Körperteile zu diesem Wesen passen. Die Reihenfolge der Berührungen kann ebenfalls geändert und an die Wünsche Ihres Kindes angepasst werden. Die Berühungen haben den Sinn, dass es durch sie leichter wird, jeden Körperteil einmal bewusst wahrzunehmen und – wie durch einen Zauber – Entspannung hervorzurufen.

Ein möglicher Ablauf einer eigenen Version könnte beispielsweise so gestaltet sein:

- Machen Sie Ihr Kind darauf neugierig, dass gleich ein Schlafzauber stattfindet, und holen Sie seine Bereitschaft zum Mitmachen ein.
- Erfinden Sie zusammen mit Ihrem Kind ein entsprechendes Zauberwesen.
- Ermöglichen Sie Ihrem Kind – und auch sich selber – Entspannung: tief atmen und die Augen schließen.
- Zeigen Sie Ihrem Kind das Zauberwesen und erklären Sie ihm, dass dieses Wesen gleich alle Körperteile berühren und einzeln in den Schlaf zaubern wird.
- Berühren Sie nun alle Körperteile und suggerieren Sie (mithilfe der hypnotischen Sprachmuster), dass jede Stelle müde und in den Schlaf gezaubert wird.
- Sprechen Sie mit einer ruhigen, sanften, schlaffördernden Stimme – am besten immer dann, wenn Ihr Kind ausatmet. Legen Sie regelmäßige Sprechpausen ein.

Anregungen zur gelungenen Durchführung

Mit den folgenden Anregungen können Sie die Effektivität des Zauberkäfers erhöhen. Natürlich müssen Sie nicht alle Tipps auf einmal umsetzen. Fangen Sie am besten mit ein oder zwei Tipps an, die Ihnen am leichtesten fallen. Nehmen Sie dann nach und nach jeweils ein bis zwei weitere hinzu.

Neugierde wecken

Sie können bereits vor dem Zubettgehen die zielführende Wirkung des Zauberkäfers erhöhen: Machen Sie Ihr Kind schon vorher neugierig. Kündigen Sie an, dass gleich ein Schlafzauber geschehen wird. Sollte Ihr Kind das nicht glauben, bleiben Sie selbstbewusst und beharren Sie darauf, dass wirklich ein Schlafzauber geschieht. Diese Vorab-Suggestion verleiht dem Schlafzauber einen wichtigen Vertrauensvorschuss.

Einen günstigen Moment nutzen

Führen Sie den Zauberkäfer beim allerersten Mal möglichst an einem Abend durch, an dem Ihr Kind ohnehin sehr müde ist und auch ohne diese Methode gut einschlafen würde. Wahrscheinlich schläft Ihr Kind dann »doppelt« gut ein. So entsteht beim Kind gleich beim ersten Mal ein positiver Konditionierungseffekt: Es macht die Erfahrung, dass der Zauberkäfer wirklich den Schlaf herbeizaubert. Daraus erwächst unbewusst die Erwartung, dass der Schlaf auch beim nächsten Mal herbeigezaubert wird. Diese Erwartungshaltung begünstigt das Einschlafen und führt dazu, dass die Methode bald schon schneller das gewünschte Ergebnis bringt.

Drehbuch mit Happy End

Lesen Sie die Anleitung auf Seite 38 ff. noch einmal genau durch und entwickeln Sie dazu einen inneren Film.
Stellen Sie sich vor, wie Sie mit Ihrem Kind im Bett liegen und die Bewegung des Zauberkäfers passend zur jeweiligen Textstelle ausführen. Ihr Film darf so enden, dass das Kind am Ende schläft und Sie entspannt in Ihren Abend starten.

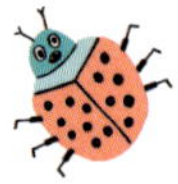

TIPP

GESCHWISTERKINDER

Der Zauberkäfer funktioniert auch dann, wenn Sie mehrere Kinder haben. In diesem Fall führen Sie den Zauberkäfer nacheinander durch, für jedes Kind einzeln. So können Sie jedem Kind Ihre volle Aufmerksamkeit widmen und ein individuelles, achtsames Einschlaferlebnis ermöglichen. Bitten Sie das wartende Kind, den Ablauf des Zauberkäfers beim Geschwisterkind nicht zu stören.

Übung macht den Meister

Üben Sie das Ganze vorab mit einer erwachsenen Person, die Sie damit im Idealfall zum Einschlafen bringen. Dies hilft Ihnen, Sicherheit im Ablauf und in der Wortwahl zu gewinnen. Lassen Sie sich Feedback geben, auf welche Wortwahl oder Berührung Ihre Versuchsperson besonders positiv und zielführend reagieren konnte.

Auf die Stimme kommt es an

Sie erhöhen die Wirkung der Methode ebenfalls, wenn Sie Ihre Stimme auf eine ganz bestimmte Art und Weise einsetzen. Sprechen Sie langsam, deutlich, ruhig, leise, rhythmisch und betonen Sie zielführende Wörter wie »müde«, »schlafen«, »entspannen«, »schwer«, »warm«. Achten Sie darauf, hin und wieder kleine Sprechpausen einzulegen. Diese haben, vor allem an ungewohnten Textstellen, wie etwa mitten im Satz, eine besonders zielführende Wirkung. Gehen Sie sprachlich insgesamt sehr langsam und bewusst vor, in einem Tempo, das zu Ihrem Kind passt.

Die Atmung bewusst einsetzen

Setzen Sie Ihre Atmung bewusst ein. Wenn Sie eine Sprechpause einlegen, atmen Sie zur gleichen Zeit wie Ihr Kind ein und aus. Und beginnen Sie am besten jeweils dann zu sprechen, wenn das Kind ausatmet. Dies ist eine übliche Vorgehensweise bei angeleiteten Entspannungsübungen und heißt Atem-Pacing. Durch dieses parallele Atmen wird der Kontakt zwischen zwei Personen ganz automatisch intensiver und es fällt dadurch leichter, sich in eine tiefe Entspannung zu begeben.

Auf Bauchatmung achten

Achten Sie auch auf die Atemweise des Kindes. Es ist angenehmer und fördert den Schlaf, wenn das Kind die sogenannte Bauch- beziehungsweise Zwerchfellatmung ausführt. Das bedeutet ganz einfach, dass sich der Bauch beim Einatmen hebt und beim Ausatmen senkt. Spätestens bei den zehn tiefen Atemzügen sollten Sie das Kind ermuntern, mit dem Bauch zu atmen. Manchmal können dies kleinere Kinder noch nicht. Dann ist es ratsam, die Bauchatmung gesondert zu üben. Dies geht zum Beispiel tagsüber und kann als Spiel gestaltet werden: Das Kind liegt auf dem Rücken und Sie platzieren ein Kuscheltier auf seinem Bauch. Nun hat das Kind die Aufgabe, das Kuscheltier durch seine Atmung beziehungsweise durch die Bewegung des Bauches auf und ab zu bewegen.

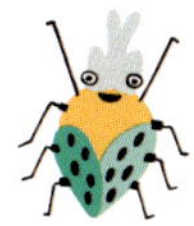

Gähnen steckt an

Menschen beeinflussen sich gegenseitig – selbst wenn sie dies gar nicht beabsichtigen. Sie haben es sicher schon selbst erlebt, dass eine andere Person Sie mit ihrer guten Laune angesteckt hat oder dass Sie bei jemandem Mitgefühl ausgelöst haben. Gerade in

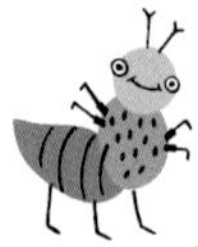

einer Gruppe wirkt sich die Laune der anführenden Person stark auf die Gruppenmitglieder aus. Solche Übertragungseffekte sind in der zwischenmenschlichen Kommunikation ganz normal und werden auch im Mentaltraining eingesetzt. Sie können daher die Trance-Induktion bei Ihrem Kind wesentlich vertiefen und beschleunigen, wenn Sie selber mental einen entspannten und leicht schläfrigen Zustand einnehmen und zwischendurch auch mal gähnen. Dies wird Ihnen besonders gut gelingen, wenn Sie es sich zum Ziel machen, den Zauberkäfer langsam und achtsam durchzuführen. Ihr entspannter Zustand wird sich auf das Kind übertragen und wiederum seinen Entspannungszustand schnell vertiefen.

Die Reaktion Ihres Kindes beachten

Jedes Kind ist anders. Das bedeutet, dass jedes Kind anders auf die Anwendung des Zauberkäfers reagiert. So schlafen manche relativ früh ein, manche erst gegen Ende oder kurz nach der Durchführung. Manche Kinder reagieren besser auf eine schnellere Durchführung, manche eher auf eine sehr langsame Form. Auch die Formulierungen wirken auf verschiedene Kinder unterschiedlich. Es ist daher ratsam, während der Durchführung einen engen Kontakt zum Kind zu halten. Beobachten Sie Ihr Kind und variieren Sie das Tempo, die Betonungen und die Formulierungen. Auch Improvisieren ist erlaubt. So können Sie die Methode optimal an Ihr Kind anpassen und das Einschlafen zu einem schönen gemeinsamen Erlebnis werden lassen. Sollte Ihr Kind beim ersten Mal noch nicht einschlafen, geben Sie sich etwas Zeit. Sie werden von Mal zu Mal in der Durchführung sicherer und Ihr Kind wird voraussichtlich jedes Mal etwas eher einschlafen, da es den Prozess kennt und vor allem die Erwartung des Einschlafens daranknüpft.

Formulierungen lernen

Es ist zu Beginn ratsam, einige der Formulierungen des Sprachmusters auswendig zu lernen. Dies gilt auch für den Fall, dass Sie ein eigenes Zauberwesen oder einen eigenen Ablauf der Berührungen kreieren möchten. Denn die Formulierungen haben Wort für Wort eine bestimmte Intention und Wirkung. Dabei sind sie immer dem entsprechenden Sprachmuster entlehnt. Wenn Sie die Struktur und das Sprachmuster einmal in ihren Grundzügen verstanden haben, wird es ganz leicht sein, eigene Formulierungen zu entwickeln.

Formulierungen selber entwickeln

Entwickeln Sie Ihre eigenen hypnotischen Sprachmuster. Orientieren Sie sich dabei an den einzelnen Gattungen und entwickeln Sie jeweils zwei bis drei eigene Formulierungen. Die Entwicklung eigener Redewendungen hat den Vorteil, dass Sie das Sprachmuster besser verstehen und nicht nur vorgegebene Formulierungen auswendig lernen. Achten Sie darauf, wie Ihr Kind reagiert.

Eine zweite Runde durchführen

Sollte Ihr Kind nach der Durchführung des Zauberkäfers einmal überhaupt nicht einschlafen, setzen Sie die Methode einfach fort. Das Kind darf sich in dem Fall auf den Bauch legen und der Zauberkäfer berührt dann zusätzlich sämtliche Körperteile auf der Körperrückseite.

Entpannte Vorbereitungen

Es ist grundsätzlich leichter, das gewünschte Ergebnis zu erzielen, wenn Ihr Kind nicht direkt vor dem Einschlafen wild herumgetobt hat. Das wissen alle Eltern – nur ist es nicht immer einfach, auch die Kinder davon zu überzeugen. Sollte Ihr Kind vor dem Zubettgehen dennoch eine wilde Phase haben, so helfen Ihnen zwei Dinge.

- Geben Sie Ihrem Kind etwas Zeit, damit es sein Bedürfnis ausleben kann. Erwachsene gehen schließlich auch nicht entspannt zu Bett, wenn sie eigentlich noch etwas Wichtiges erledigen wollten.
- Leiten Sie Ihr Kind danach nicht mit Verboten zum Ruhigerwerden an, sondern mit positiven Anleitungen. Anstatt zu sagen »Du sollst nun nicht mehr springen (schreien, klettern, wild herumtoben …)«, formulieren Sie eine klare Aufforderung, zum Beispiel »Jetzt wirst du bitte leiser« oder »Ich möchte, dass du jetzt deinen Schlafanzug anziehst« – oder etwas kreativer und altersgerechter »Jetzt wirst du langsam wie eine Schnecke und still wie ein Stein«. Damit erhöhen Sie deutlich die Chancen, dass Ihr Kind endlich bettfertig wird.

Denn negative Formulierungen führen den Fokus des Zuhörers schlicht in die entgegengesetzte Zielrichtung. Wenn Sie als Erwachsener sagen würden »Ich will weniger Schokolade essen«, ist Ihr Fokus auf Schokolade gerichtet und nicht auf Ihr eigentliches Ziel, zum Beispiel Obst zu essen oder Sport zu treiben. Negative Formulierungen zoomen genau das ins Zentrum der Aufmerksamkeit, was man eigentlich ausblenden wollte – auch bei Kindern. Sagen Sie lieber auf positive Weise, was als Nächstes passieren soll.

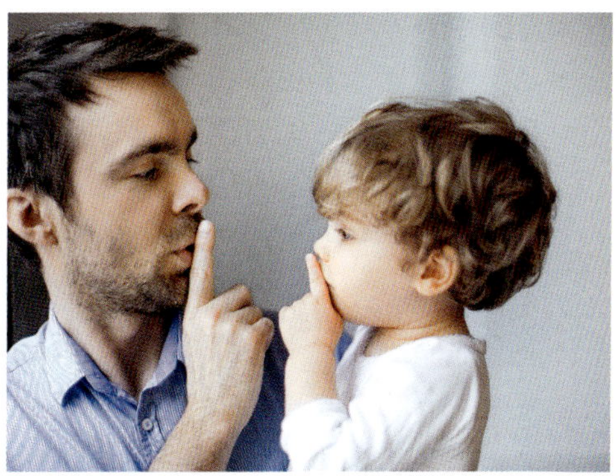

»Bitte ganz leise sein!« – Leiten Sie Ihr Kind auf positive Weise zum Ruhigerwerden an.

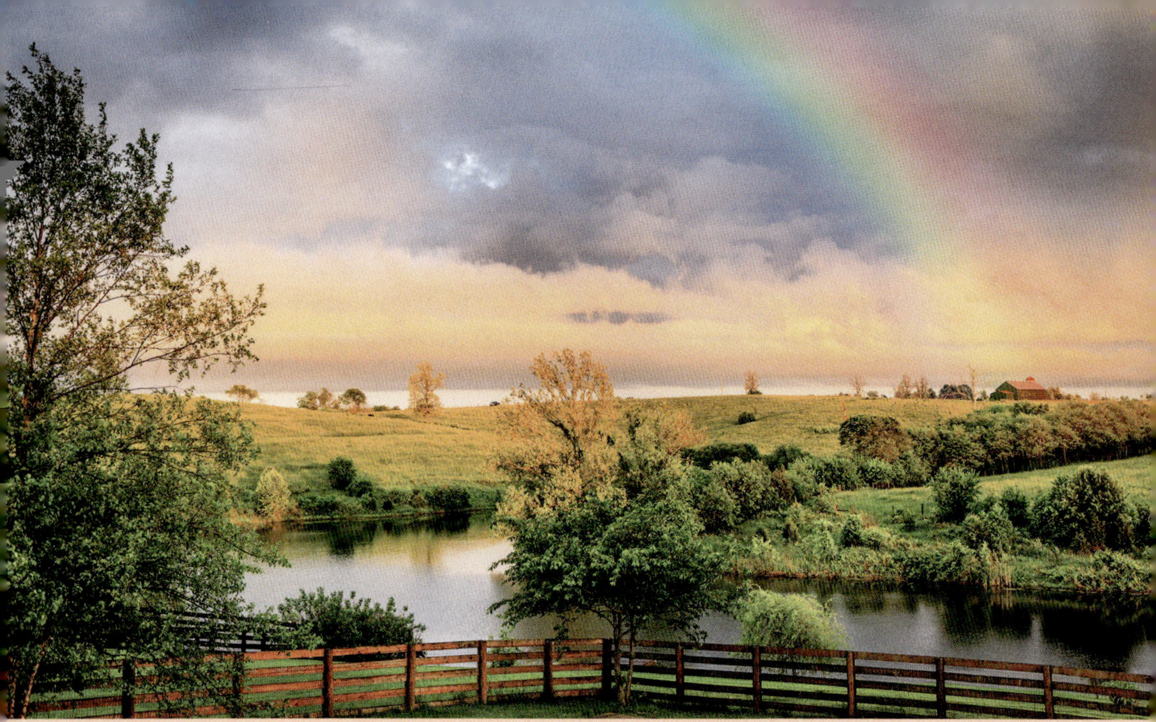

HILFREICHE MENTALE TECHNIKEN

Ein wichtiger Grund verhindert das Einschlafen

»Mama, ich kann nicht schlafen, da ist eine Hexe unter meinem Bett.« Die kindliche Fantasie ist dem Vorstellungsvermögen der Erwachsenen um Längen voraus. Für Eltern sind die Gedankengänge, die für Kinder eine unumstößliche Realität zu sein scheinen, nicht immer nachvollziehbar. Die Strategie, gegenüber Kindern mit dem sogenannten gesunden Menschenverstand zu argumentieren, führt ins Leere. Wenn Kinder die Hexe unter dem Bett, das Monster hinter dem Vorhang oder den Wolf im Schrank stereotyp als Anti-Schlaf-Argument bringen, entsteht bei Eltern ein Gefühl, das abhängig von der Tagesform irgendwo zwischen Amüsiert- und Genervtsein liegt. Doch was wären die Kleinen ohne ihre Fantasie?

Will das Kind nicht einschlafen oder kann es nicht?

Manchmal hindern das Kind auch Gründe am Einschlafen, die Erwachsene gut verstehen können. Vielleicht hatte das Kind tagsüber einen Streit mit einem Freund oder einer Freundin; oder es soll morgen auf eine Geburtstagsfeier gehen und hat Angst, weil es noch nie beim Geburtstagskind zu Besuch war; oder es fürchtet sich vor einem Ereignis, das ihm im Kindergarten oder in der Schule bevorsteht. Solche Gedanken verschaffen sich – wie auch bei den Erwachsenen – gern am Abend Raum, wenn etwas Ruhe eingekehrt ist. Sie beschäftigen einen dann so sehr, dass an Entspannung oder Schlaf eben nicht mehr zu denken ist.

In die kindliche Gedankenwelt eintauchen

Üblicherweise begegnen Eltern solchen Gedanken mit Gesprächen. Sie versuchen, den Kindern auf einer kognitiven Ebene die Angst zu nehmen, Mut zu machen, über Zusammenhänge aufzuklären oder die befürchteten beziehungsweise zurückliegenden Situationen zu relativieren. Häufig funktioniert das auch und irgendwann fin-

INFO

GEDANKEN VERHINDERN DAS EINSCHLAFEN

Sobald man im Bett liegt, kommen Gedanken und Erlebnisse des Tages auf. Der Kopf möchte bei dieser Gelegenheit bestimmte Dinge in Ruhe durchdenken und verarbeiten. Das führt zum Zeitpunkt des Zubettgehens zu einem Zielkonflikt. Entspannung, Ablenkung, Loslassen und Trance sind gute Helfer, die den Schlaf willkommen heißen. Falls Ihr Kind einmal überhaupt nicht zur Ruhe findet, können Sie ihm ein Rätsel stellen. Denkaufgaben sind eine hervorragende Ablenkung vom abendlichen Gedankenkarussell und bereiten eine Entspannungsphase gut vor.

Hier sind einige Beispiele:

- Stell dir mal vor, wie das Klatschen mit nur einer Hand klingt?
- Was meinst du – wie können blinde Menschen wohl sehen?
- Wie sieht es wohl aus, wenn eine Spinne Handstand macht?
- Wie kann man Wasser in einem Sieb tragen? (gefroren)
- Wer hört alles und sagt nie etwas? (Ohr)
- Wer oder was geht über das Wasser und wird nicht nass? (Brücke)
- Wer isst mit zwei Löffeln? (Hase)

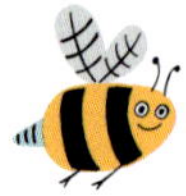

TIPP

EIN GRUND ZUR DANKBARKEIT

Sprechen Sie mit Ihrem Kind über Dinge und Erlebnisse des Tages, für die es Dankbarkeit empfinden kann. Ein solches Gespräch signalisiert dem Kind, dass es ihm, trotz manchem Ärger in Kita oder Schule, wirklich gut geht. Das ist ebenfalls eine wichtige Basis für Entspannung.

det das Kind zu seiner inneren Ruhe zurück. Manchmal bleiben solche Gespräche aber ohne Erfolg und das Kind steigert sich weiter in seine negativen Gedanken hinein. Und manchmal ziehen sich solche Gespräche sehr in die Länge, worauf dann immer wieder eine Gutenachtgeschichte folgt.

Ein Grund für den Misserfolg solcher Gespräche ist, dass Eltern aus der Logik und Sichtweise von Erwachsenen heraus argumentieren. Kinder verstehen dann oft nicht, wie genau das Gesagte in ihre eigene Gedankenwelt zu übertragen ist. Wenn ein Kind zum Beispiel Angst hat, weil es morgen vor seiner Kitagruppe oder Schulklasse etwas tun soll, das es sich nicht zutraut, lautet das mögliche Argument von Mama oder Papa: »Du musst keine Angst haben. Du kannst das bestimmt und ich habe dich immer lieb.« Diese Aussage ist für das Kind zwar grundsätzlich nachvollziehbar, aber sie passt nicht zu seiner Gedankenwelt und kann als positive Anleitung nicht mit in die Situation genommen werden. Der Satz bietet dem Kind daher keine Beruhigung.

Im Gegensatz zur sprachlich aufgebauten Gedankenwelt der Erwachsenen besteht die Gedankenwelt der Kinder eher aus Bildern und Gefühlen: etwa aus der Angst vor der Hexe unter dem Bett. Um Kindern in solchen Momenten zum Einschlafen zu verhelfen und negative Gedanken auszublenden, sollten Argumente passend zur Gedankenwelt der Kinder gewählt werden.

Daher erhalten Sie auf den folgenden Seiten zwei Strategien, mit denen Sie, anstatt ein kognitiv-argumentatives Gespräch zu führen, direkt über Bilder und Gefühle eine positive und direkte Veränderung in der Stimmung Ihres Kindes hervorrufen können. So kann Ihr Kind sein Gedankenchaos lichten und sich dem Einschlafen öffnen. Beides sind Methoden, die ebenfalls dem Mentaltraining entstammen und an dieser Stelle speziell für Kinder angepasst sind.

Die Ausgangssituation

Als Ausgangslage für die beiden zusätzlichen Mentaltechniken stellen Sie sich vor, dass Ihr Kind einen wichtigen Grund hat, weshalb es nicht einschlafen möchte oder kann. Vielleicht haben Sie soeben den Zauberkäfer durchgeführt oder eine Geschichte vorgelesen und wollen sich nach einem Gutenachtkuss aus dem Kinderzimmer zurückziehen. Nun bittet Ihr Kind vehement, dass Sie doch bitte bleiben sollen. Vielleicht fängt es an zu weinen oder zeigt auf andere Weise, dass heute Abend etwas anders ist als sonst und ihm etwas auf dem Herzen lastet. Fragen Sie Ihr Kind zunächst, was los ist, und signalisieren Sie damit Verständnis. Danach beginnen Sie jedoch kein Gespräch. Stattdessen ermuntern Sie Ihr Kind, auf eine »magische Fantasiereise« zu gehen beziehungsweise in Gedanken ein »unsichtbares Gefühlsbild« (siehe Seite 58 ff.) zu malen.

Magische Fantasiereise – ab drei Jahren

Es gibt zahlreiche Fantasiereisen, die speziell für Kinder entwickelt wurden. Bereits im Kindergarten werden solche Geschichten auf vielfältige Weise und mit unterschiedlichen Zielen eingesetzt.
Merkmal der Fantasiereisen ist es, dass das Kind in seinen Gedanken Teil einer kreativen Geschichte wird, in der etwas Besonderes geschieht. Das Kind denkt sich so in die Geschichte ein, als wäre es selbst der Protagonist. Am Ende der Geschichte ist immer ein Happy End zu erwarten – vielleicht konnte das Kind im Rahmen der Fantasiereise eine schwierige Aufgabe lösen, vielleicht ist es bei einer Herausforderung über sich selbst hinausgewachsen oder hat neue Zusammenhänge kennengelernt. Im Grunde handelt es sich um eine Übung, die das Kind mit seiner Kreativität, seiner Intuition und ganz allgemein mit seinen Fähigkeiten in Kontakt bringt.
Das Besondere an der magischen Fanatasiereise ist, dass hier Prinzipien des Mentaltrainings angewendet werden. Zum einen geht es abermals um die intensive Kommunikation zwischen Elternteil und Kind und um den Einsatz hypnotischer Sprachmuster. Zum anderen arbeitet die Fantasiereise mit sogenannten verschachtelten Realitäten. Das bedeutet, dass es mehrere Handlungsstränge gibt, denen das Kind in seiner Innenwelt folgt. Dies regt in besonderem Maße die rechte Gehirnhälfte an – also jene Hälfte, die für kreatives Denken zuständig ist – und führt dazu, dass gleich mehrere positive mentale Bilder in der Gedankenwelt des Kindes entstehen.

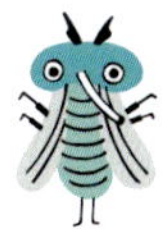

Rahmen der magischen Fantasiereise

Die Reise beginnt zunächst am aktuellen Ort. Ihr Kind liegt neben Ihnen im Bett und Sie ermöglichen ihm einen Moment bewusster Entspannung. Im nächsten Schritt begibt sich Ihr Kind mental an einen selbst gewählten Lieblingsort, an dem die eigentliche Reise beginnt. Nun sind Ihre Kreativität und Ihr erzählerisches Talent gefragt. Denn am Lieblingsort begegnet dem Kind ein besonderes, zauberhaftes Wesen und nimmt es

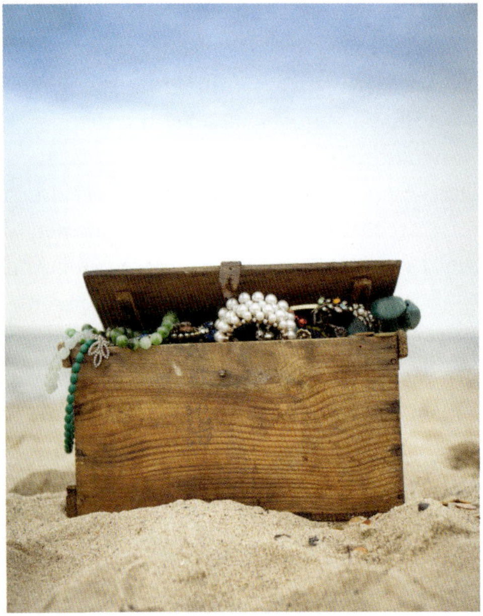

Auf der magischen Fantasiereise gibt es geheimnisvolle Dinge zu entdecken.

mit auf eine magische Reise. Auf der Reise kann ein Abenteuer erlebt werden, es kann ein weiteres Fabelwesen hinzukommen, es kann eine Schatzkiste entdeckt werden, vielleicht wird auch ein Geheimnis gelüftet. Am Ende geht die Reise über den Lieblingsort zurück an den Ausgangspunkt.
Die magische Fantasiereise eignet sich dann am besten, wenn Ihr Kind nicht einschlafen kann, weil es etwas erlebt hat, das es im Nachhinein nicht verarbeiten kann und mit dem es überfordert ist. Das kann ein Streit mit dem besten Freund oder der besten Freundin sein oder eine Aufgabe, die es wider eigenem Erwarten nicht gemeistert hat. Auch bevorstehende Herausforderungen, die Ihr Kind in den nächsten Tagen meistern muss, können mit der magischen Fantasiereise hervorragend thematisiert werden. Ihre Aufgabe ist es nun, die Geschichte an das Erlebnis des Kindes kreativ und individuell anzupassen. Ihren Ideen sind dabei keine Grenzen gesetzt. Inspiration dafür haben Sie bereits durch das Lesen von Kinderbüchern gesammelt. Zudem können Sie Figuren und Spielideen einbauen, die Ihr Kind aus dem täglichen Spiel mit Ihnen und anderen Kindern schon kennt. Achten Sie bitte darauf, dass die Handlung zum Alter und zu den Interessen Ihres Kindes passt.

Und los geht die Reise

Als Ausgangslage für die folgende magische Fantasiereise dient ein Beispiel: Ihr Kind hatte einen Streit mit einem Freund im Kindergarten beziehungsweise in der Schule und kann deswegen nicht schlafen. Aus Sicht des Kindes konnte der Streit nicht ganz gelöst werden und es hat Sorge, dass das andere Kind es nun nicht mehr mag.

AKTUELLER ORT

Holen Sie das Kind zunächst dort ab, wo es ist, indem Sie seine aktuelle Situation spiegeln. Gern können Sie dabei Formulierungen verwenden, die dem hypnotischen Sprachmuster entstammen.

Achten Sie auch hier wieder auf einen engen Kontakt zu Ihrem Kind und sprechen Sie mit beruhigender Stimme.
Beispiel: »Das mit dem Streit tut mir sehr leid. Ich glaube, mir fällt aber eine gute Geschichte dazu ein. Möchtest du sie hören? In Ordnung. Dann hör mal zu. Zuerst darfst du dich in aller Ruhe entspannen. Wir haben zu Abend gegessen und die Zähne geputzt. Du liegst nun gemütlich in deinem Bett. Im Zimmer ist es schon dunkel geworden. Ich liege neben dir und du hörst meine Stimme. Und wenn du jetzt oder später deine Augen schließt, kannst du ganz einfach tief ein- und ausatmen. Ja, genau so, prima. Bestimmt merkst du, dass du immer ruhiger und vielleicht sogar schon etwas müde wirst. Denn gleich werden wir auf eine magische Reise gehen.«

LIEBLINGSORT

Bitten Sie das Kind, einen seiner Lieblingsorte zu benennen. Es soll sich vorstellen, genau an diesem Ort zu sein. Dort begegnet ihm ein besonderes Wesen, das es auf eine magische Reise mitnimmt. Das Wesen sollte eine Figur sein, die besondere Kräfte beziehungsweise Fähigkeiten hat (etwa Superman), die eine Art Held oder Vorbild für das Kind ist (zum Beispiel ein Pirat oder eine Prinzessin) oder von der eine geheimnisvolle oder symbolische Wirkung ausgeht (etwa ein Einhorn). Auch ein passendes Tier kann an dieser Stelle eingesetzt werden.

Beispiel: »Stell dir mal vor, du bist nun an einem deiner Lieblingsorte. *(Fragen Sie Ihr Kind, welcher Ort das gerade ist.)* An diesem Ort bist du immer ganz sicher und stark – hier gelingt dir einfach alles und du fühlst dich sehr wohl. Nun begegnet dir dort ein wunderbares Einhorn. Sein Horn leuchtet, es hat große Flügel und kann sogar zaubern. Es ist ein nettes, liebes Einhorn, das sprechen kann und vorsichtig zu dir kommt. Es hält dir seine Nase hin und du streichelst ganz sanft sein weiches Fell. Nun kannst du riechen, dass das wunderbare Einhorn nach Lollis und Blumen duftet. Das Einhorn lädt dich auf eine Reise ein. Du darfst auf seinem Rücken reiten und dann fliegt es mit dir durch die Lüfte.«

MAGISCHER ORT

Nun wird die Geschichte an einem magischen Ort fortgesetzt. An diesem Ort geschieht etwas, das im übertragenen Sinne eine Lösung für die reale Situation des Kindes (Streit im Kindergarten) schaffen kann. So erfährt die Geschichte mit dem Kind als Protagonist einen Spannungsbogen, der zu einem Happy End führt. Das Kind nimmt daraus ein positives Bild, ein bestärkendes Gefühl und eine Lösungsidee in seinen Schlaf und auch in den nächsten Tag mit.
In dieser Fantasiereise fliegt das Einhorn mit dem Kind zu einem geheimnisvollen Fluss, in dem regenbogenfarbenes Wasser fließt. Dieser magische Ort befindet sich auf einem

Berg, auf dem man eine wunderbare Aussicht auf die ganze Welt hat. Dort verrät das Einhorn ein wichtiges Geheimnis, das nur Ihr Kind erfahren darf. Beispiel:
»Ihr fliegt zusammen ganz hoch durch die Lüfte. Du kannst fühlen, wie viel Spaß das macht, und du spürst den Wind in deinen Haaren. *(Pusten Sie sachte an den Kopf.)* Das Einhorn bringt dich zu einem wunderbaren Ort, an dem es dir ein Geheimnis verraten wird. Der Ort befindet sich auf einem großen Berg. Hier oben landet ihr und das Einhorn zeigt dir, wie die Welt von da oben aussieht. Denn von oben kannst du alles gut erkennen und verstehen. Und alles sieht ganz klein aus. Die Bäume sind klein, die Häuser sind klein und auch ein Streit ist vielleicht etwas ganz Kleines.
Hier auf dem Berg fließt ein Fluss – vielleicht kannst du das Wasser hören. *(Imitieren Sie mit Ihrer Stimme das Rauschen eines Flusses.)* Als das Einhorn das Wasser mit seinem magischen Horn berührt, bekommt der Fluss die Farben des Regenbogens – ganz bunt.
Nun verrät dir das Einhorn ein Geheimnis: Die vielen Farben des Wassers sind wie ganz viele unterschiedliche Kinder. Jedes Kind ist anders, jeder Mensch ist wie eine andere Farbe und etwas ganz Besonderes. Und wenn alle zusammenkommen, kann das Wasser so schön bunt aussehen. Weißt du was? Manchmal haben auch diese Farben Streit. Das Blau will in die eine Richtung fließen und das Grün in die andere. Aber das geht nicht. Doch bisher war es immer so, dass alle Farben irgendwann wieder in dieselbe Richtung geflossen sind – denn sie sind gute Freunde. Der Streit fließt davon, wie ein Blatt, das auf dem Wasser treibt. Du stehst neben dem Einhorn und staunst einfach nur, wie wundervoll das alles ist. Das Einhorn schenkt dir nun ein Blatt. Du wirfst es in das regenbogenfarbene Wasser und siehst, wie es davongetrieben wird. Alles fließt wieder so, wie es sein soll.«

RÜCKREISE

Anschließend führt die Fantasiereise auf dem gleichen Wege über den Lieblingsort zurück ins heimische Bett. Dort kann sich das Kind, falls es noch nicht schlafen sollte, mit einem wohligen Gefühl entspannen und den Schlaf guten Gewissens kommen lassen. Es ist hilfreich, wenn Sie das Geheimnis oder die Lösung – je nachdem, was Sie sich in dieser Geschichte ausgedacht haben – mit an den Ursprungsort nehmen.
Beispiel: »Das wunderbare Einhorn fliegt mit dir auf seinem Rücken durch den Wind und durch die Luft *(pusten Sie nochmals sachte)* wieder zurück an deinen Lieblingsort *(benennen Sie den Ort)* und setzt dich ab. Du darfst es nochmals streicheln. Das Einhorn verspricht dir, dass es bald wiederkommt und so lange an dich denken wird. Und während du wieder im Bett liegst, hast du ein Geheimnis mitgenommen, das dir

immer, wenn du es möchtest, helfen kann. Bevor du gleich ganz leicht einschlafen kannst, gebe ich dir jetzt noch einen Gutenachtkuss. Träum schön!«

Der Ort, an dem die Lösung liegt

Auslöser für diese Geschichte ist ein Thema, das das Kind beschäftigt. Ein Prinzip der Reise ist, dass sich das Kind gedanklich weit von der Realität seines Themas entfernt und dass das Thema dann aber im übertragenen Sinne zugleich mit an den magischen Ort genommen wird. Dieser dramaturgische Spannungsbogen ermöglicht am Ende das Auffinden einer möglichen Lösung sowie deren Übertragung und Verbindung in die Realität. Zunächst entspannt sich das Kind, um der Fantasiereise besser folgen zu können. Der Umweg über den Lieblingsort schafft Kontakt zu stärkenden Gefühlen und ressourcevollen Situationen, die innerhalb des Erfahrungsbereiches Ihres Kindes liegen. Mithilfe eines magischen Wesens, dem das Kind voll und ganz vertraut, erfährt es dann an einem besonderen Ort eine angedeutete Lösung. Die Geschichte – beziehungsweise das Geheimnis oder eben die Lösung – sollte an dieser Stelle eine gewisse Ähnlichkeit mit dem realen Thema Ihres Kindes haben.

Tipps für die Fantasiereise

Sollte Ihnen einmal kein passendes Wesen oder kein magischer Ort einfallen, können Sie einfach sagen: »Lass dich überraschen, welches Wesen oder welche Person dir an deinem Lieblingsort begegnet.« Oder auch: »Lass dich überraschen, zu welchem magischen Ort die Reise geht … vielleicht ist es ein Strand, eine Wolke oder etwas ganz anderes …«. Vertrauen Sie auf die kindliche Kreativität, denn diese wird die Informationslücke bestens zu füllen wissen.

Der Höhepunkt der magischen Fantasiereise sollte natürlich der Moment sein, in dem ein Geheimnis gelüftet, ein Schatz entdeckt oder eine Lösung gefunden wird. Sollten Sie hier nochmals ein Kreativitätstief zu überwinden

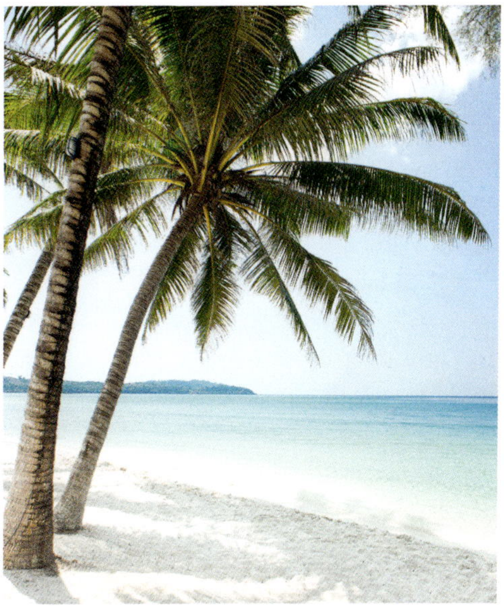

Meeresstrand und blauer Himmel – die Fantasie des Kindes findet immer einen magischen Ort.

haben, hilft es sehr, sich an positiv belegten Wörtern zu orientieren, zum Beispiel: Freiheit, Kraft, Freude, Frieden, Glück, Leichtigkeit, Sicherheit, Weite, Fantasie.
Versuchen Sie, um zwei bis drei dieser Wörter herum einen Satz zu konstruieren. Folgende Verben und Adjektive können dabei helfen: bemerken, spüren, erfahren, erkunden, finden, können, öffnen, sehen, hören, fragen, träumen, überraschen, angenehm, beschützt, dankbar, ruhig, kraftvoll, leicht, leise, liebevoll, neugierig, schwebend, stark, sicher, warm, wohlig, zufrieden. Lassen Sie sich überraschen, wie kreativ Sie werden können!
Die Fantasiereise kann auch gut eingesetzt werden, wenn das Kind gerade eine Phase durchlebt, in der es regelmäßige Albträume hat. Ein bewährtes Szenario am magischen Ort ist zum Beispiel dieses: »… und an dem magischen Ort findet ihr eine Schatztruhe. Es ist eine ganz alte Holzkiste mit einem goldenen Schloss. Noch kein Pirat hat jemals so eine schöne Schatztruhe gesehen. Auf der Kiste steht das Wort Wahrheit geschrieben. Das bedeutet, dass darin eine Wahrheit versteckt ist. Als ihr die Schatztruhe öffnet, findet ihr einen geheimnisvollen Brief. Und in dem Brief steht geschrieben: ›Liebe(r) (fügen Sie den Namen Ihres Kindes ein), du erfährst nun ein wichtiges Geheimnis. Vielleicht glaubst du es nicht – aber es stimmt wirklich: Jedes Kind hat seinen eigenen Traumgestalter. Er zeigt sich dir nur ganz selten und das auch nur, wenn du schläfst und träumst. Dein Traumgestalter macht, dass du immer schöne Träume hast. Manchmal aber schafft er das nicht. Dann geschieht im Traum vielleicht etwas, das dir nicht gefällt. Eigentlich möchte der Traumgestalter dir mit jedem Traum etwas Wichtiges sagen, zum Beispiel dass du ein ganz tolles Kind bist, dass du viele Dinge kannst, dass du tolle Freunde hast. Bald, vielleicht schon heute, wirst du wieder etwas Schönes träumen. Ich wünsche dir eine gute Nacht – dein Traumgestalter.‹ Das magische Wesen, das dich zur Schatztruhe gebracht hat, sagt: ›Ja, das stimmt wirklich.‹ Du kannst es noch nicht verstehen und nicht glauben. Aber irgendwoher weißt du, dass der Brief wahr ist. Und so begebt ihr euch wieder zurück auf die Heimreise …«

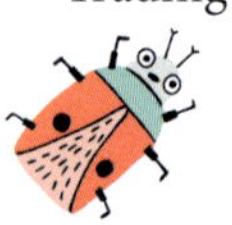

Unsichtbares Gefühlsbild – ab fünf Jahren

Das Wirkprinzip dieser Technik ist die psychologische Tatsache, dass gedankliche Vorstellungen von einem Ereignis oder Gegenstand einen bestimmten Effekt auf Menschen ausüben. Das Gehirn repräsentiert die Realität durch Wahrnehmung, Erfahrung und Erinnerung. Je nachdem, auf welche Synapsen eine Vorstellung trifft, wird ein Gefühl und eine Meinung von ebendieser Vorstellung geschaffen. Wenn eine negative Vorstellung in Gedanken positiv verän-

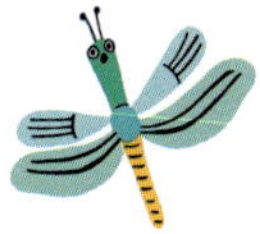

INFO

MENTALE BILDER

Den Effekt des unsichtbaren Gefühlsbildes können Sie ganz einfach nachvollziehen: Denken Sie an eine Ihrer Lieblingsspeisen. Erzeugen Sie in Ihrer Vorstellung zuerst eine negative Variante Ihrer Lieblingsspeise: Die Zutaten sehen schon etwas gammelig aus; auf dem Teller befindet sich ein unappetitlicher grauer Fleck; die Farbe des Gerichts ist ganz blass ... Welches Gefühl haben Sie zu diesem Bild? Danach entwickeln Sie zu derselben Lieblingsspeise ein positives Bild: Alles sieht frisch und lecker aus; das Gericht ist hübsch angerichtet und wird an einem wunderbaren Ort serviert; es hat genau die richtige Temperatur; Sie können den vorzüglichen Duft wahrnehmen und den leckeren Geschmack erahnen ... Welches Gefühl haben Sie zu diesem zweiten Bild?

dert wird, hat das wiederum einen positiven Effekt auf die Gefühlslage.

Über die Veränderung eines mentalen Bildes kann eben sehr einfach und schnell eine Veränderung des dazugehörigen Gefühls oder die Neubewertung einer Situation erfolgen. Das funktioniert wesentlich effektiver als der Versuch, durch ein kognitives Gespräch und mit Argumenten auf eine Veränderung hinzuarbeiten.

Kinder haben eine sehr ausgeprägte Fähigkeit, auf innere Bilder zu reagieren – schließlich sind sie sehr kreativ, spontan und können ganze Gedankenwelten aus dem Nichts heraus kreieren. Daher reagieren sie auch sehr schnell und intensiv auf mentale Bilder – wie zum Beispiel auf die vermeintliche Hexe unter dem Bett.

Rahmen des unsichtbaren Gefühlsbildes

Die nachfolgende Anleitung in sieben kurzen Schritten (siehe Seite 60 f.) verdeutlicht einen möglichen Ablauf der Technik des unsichtbaren Gefühlsbildes.

Diese Schritte müssen nicht exakt eingehalten werden. Sie sind vielmehr als Richtlinie gedacht, um zu verdeutlichen, wie die Vorstellung eines negativen Gefühls zugunsten der Vorstellung eines positiven Gefühls verändert wird – gern dürfen Sie hierbei improvisieren und sich an den mentalen Bildern Ihres Kindes orientieren.

Wichtig ist vor allem, dass Sie im Moment der Durchführung einen engen Kontakt zu Ihrem Kind haben und nicht auf die übliche Gesprächsebene wechseln.

Eine mentale Staffelei

Ausgangslage für das folgende unsichtbare Gefühlsbild ist dieses Beispiel: Das Kind hat Angst vor einem Ereignis am nächsten Tag. Es liegt abends im Bett und anstatt ruhig zu werden oder zu schlafen, wirkt es eher aufgedreht und verunsichert.

- Befragen Sie Ihr Kind nach dem Gefühl, das es zu seinen Gedanken hat, und bitten Sie es, sich das Gefühl mit geschlossenen Augen als Bild vorzustellen. Sie könnten das beispielsweise so formulieren: »Ja, ich kann gut verstehen, dass dich diese Gedanken sehr beschäftigen und am Einschlafen hindern. Ich kenne da etwas, das dir gut helfen kann: Wir malen in Gedanken ein unsichtbares, schönes Bild zu deinen Gefühlen. Du wirst merken, dass es dir danach viel besser geht und dass du gut schlafen wirst. Hast du Lust dazu? – Gut. Schließ doch bitte einmal deine Augen. Stell dir vor, du würdest dein Gefühl malen, es hätte jetzt eine Form oder eine Farbe oder beides – wie würde es wohl aussehen? Und wo genau befindet sich das Gefühl? Beschreib mir doch bitte einmal, wie dein unsichtbares Bild aussieht.« Das Kind sagt zum Beispiel, sein Gefühl sei »blau und rund«. Nehmen Sie die Beschreibung genau so an, wie das Kind sie äußert, ohne sich darüber zu wundern.
- Nun fragen Sie Ihr Kind, welches Gefühl es anstelle der Angst bei diesem Ereignis lieber haben möchte. Bitte unterschätzen Sie Ihr Kind an dieser Stelle nicht. Ab etwa fünf Jahren können die meisten Kinder sehr genau sagen, wie sie sich fühlen, was sie nicht gut finden und welche Bedürfnisse sie haben. Das Kind sagt zum Beispiel, es möchte morgen in dieser Situation lieber Mut spüren.

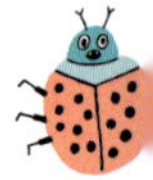

- Bitten Sie Ihr Kind, auch seinen Mut in Form und Farbe wahrzunehmen sowie in sein unsichtbares Bild zu malen. Das Kind sagt vielleicht, der Mut sehe so ähnlich aus wie ein Löwe, nämlich braun und wild.
- Nun darf Ihr Kind gedanklich mit einer Schere die blaue und runde Stelle des Bildes ausschneiden, die für seine Angst steht. Formen Sie eine offene Hand und bitten Sie das Kind, diesen Ausschnitt zu zerknüllen und symbolisch in Ihre Hand zu legen. Fragen Sie nach, ob das Papier nun aus dem Fenster oder vielleicht lieber in den Mülleimer geworfen werden soll (wenn ja, tun Sie das ganz am Ende und stecken es so lange in Ihre Tasche) oder ob etwas ganz anderes damit geschehen soll (zum Beispiel dass Sie versprechen, den Ausschnitt sehr gut zu verstecken).
- Bitten Sie Ihr Kind, sein Bild vom braunen, wilden Mut mit geschlossenen Augen ganz genau zu betrachten. Fragen Sie das Kind nach einer Situation, in der es schon einmal ganz mutig gewesen ist. Das Kind soll diese Situation kurz beschreiben. Beispiel: »Ich habe mich letzte Woche getraut, alleine die Sprossenleiter hochzuklettern.«

Sollte ihm gerade nichts einfallen, erinnern Sie Ihr Kind aktiv an eine Situation, in der es offensichtlich mutig agiert hat.

- Bitten Sie nun das Kind, das Bild vom Mut gedanklich ganz groß werden zu lassen. Manche Kinder platzieren gern ein Bild von sich selber neben dem Bild des Wunschgefühls, dem Mut. Fragen Sie, wie sich das Kind selber in diesem Bild malen würde. Beispiel: »Der braune und wilde Mut schwebt wie eine große Wolke über mir und regnet auf mich herab.«
- Abschließend fragen Sie, ob der Mut denn tatsächlich morgen in der besagten Situation kommen darf und wie sich der Mut für das Kind anfühlt. Beispiel: »Ja, der Mut darf auch morgen wieder da sein. Wenn ich mutig bin, fühle ich immer so ein Kribbeln im Bauch.«

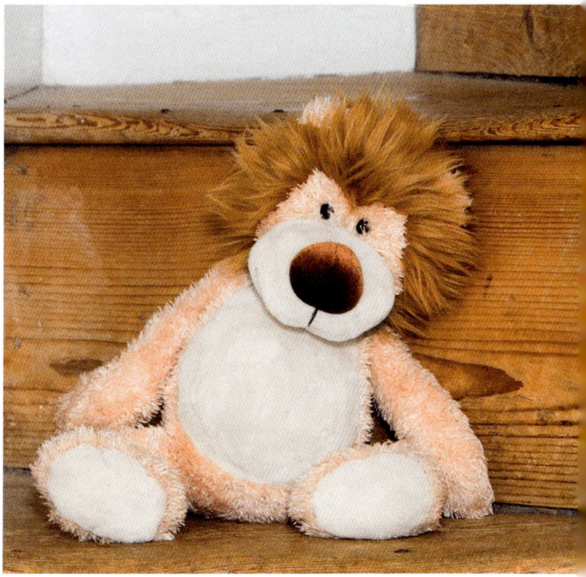

Mutig wie ein Löwe – diese Vorstellung kann dem Kind helfen, seine Angst zu überwinden.

Kreative Gefühlsbilder statt langwieriger Diskussionen

Es ist nicht immer notwendig, die Themen argumentativ auszudiskutieren. Vertrauen Sie einfach auf die Wirkung, die positiv veränderte Bilder auf die Gefühlslage haben. Ihr Kind weiß unterbewusst ganz genau, wie es das selbst gestaltete und unsichtbare Gefühlsbild effektiv deuten kann. Durch das sprichwörtliche Herausschneiden des negativen Gefühls und durch die Fokussierung auf Mut ändert sich die Stimmung des Kindes erstaunlich schnell. Zudem ist es hilfreich, wenn das Kind sich an eine Situation erinnert, in der es den Mut konkret erlebt hat. So verbindet es automatisch die Vorstellung von Mut mit der noch bevorstehenden Situation auf einer mentalen Ebene, die eben einen positiven Effekt haben wird.
Auch mit dieser Technik ermöglichen Sie dem Kind gleich zwei Vorteile: Es wird sich schnell beruhigen, um entspannt genug für das Einschlafen zu sein, und es wird gestärkt in den morgigen Tag starten.
Ergänzend können Sie das Kind am nächsten Morgen an sein Gefühlsbild erinnern und ihm nun auch im normalen Gespräch Mut zusprechen.

Bücher, die weiterhelfen

Spathelf, Bärbel; Volmert, Julia
Vom Einschlafen und vom schönen Träumen
Albarello

Cordes, Miriam
Sing mal: Gutenachtlieder
Carlsen

Baker, Annie; u. a.
365 Gute-Nacht-Geschichten
Parragon Books

Baumgarten, Fritz
Schlaf, Kindlein, schlaf! Reime zur Guten Nacht
Esslinger

Baisch-Zimmer, Saskia; Petrig, Gabriele A.
Kinder-Mentaltraining: Kinder für das Leben stärken
Beltz

Aus dem Gräfe und Unzer Verlag

Renz-Polster, Herbert; Imlau, Nora
Schlaf gut, Baby! Der sanfte Weg zu ruhigen Nächten

Glaser, Ute
Die Eltern-Trickkiste.

Bannenberg, Thomas
Yoga für Kinder (mit DVD)

Adressen & Links, die weiterhelfen

Deutschland

Arbeitskreis Neue Erziehung e. V.
Hasenheide 54, 10967 Berlin
www.ane.de

Bundeszentrale für gesundheitliche Aufklärung
www.kindergesundheit-info.de

Deutsches Fachzentrum für Achtsamkeit
https://dfme-achtsamkeit.de

Deutscher Verband für Hypnose e. V.
www.hypnose-fachverband.de

Stiftung Kindergesundheit
www.kindergesundheit.de

Österreich

Elternwerkstatt. Verein im Dienst von Kindern, Eltern, PädagogInnen
Wolfganggasse 30 / 1A,
1120 Wien
www.elternwerkstatt.at

Kinderfreunde Österreich
Rauhensteingasse 5, 1010 Wien
www.kinderfreunde.at

Community für Kids und Familien
http://austria4kids.at

Schweiz

Elternnotruf Zürich
Weinbergstr. 135, 8006 Zürich
Tel. 0044 / 848-35 45 55
www.elternnotruf.ch

Sachregister

A

Achtsamkeit 23, 30
Aktivierungsniveau 16 f.
Alphawellen 21 f.

B

Bauchatmung 47
Bestätigungen 35
Bewertungen 34
Bewusstsein 20, 23

E

Entspannung 9, 11, 14, 17 f., 20 f., 23, 30 ff., 45, 47
Erschöpfung 11 f.

F

Fokus 15, 23, 28 f., 33, 36, 49
Freiwilligkeit 28

G

Gedankenwelt 10, 51 ff.
Gehirn 15, 20, 58
Geschwister 46

H

Halbschlaf 21
Hormone 11
Hypnose 18 ff., 29

I

Induktion 29 ff., 37
Interaktion 9 ff., 17, 19, 23, 30, 38
Intervention 28, 31 f., 37

K

Konjunktionen 35
Konzentration 15, 17, 29 ff., 32, 33, 37
Kreativität 53 f., 57

L

Lernen 21, 37
Lieblingsort 53 ff.

M

Magische Fantasiereise 53 ff.
Mentaltraining 9, 12, 14 ff., 26 ff., 33, 48, 53
Möglichkeitsbeschreibung 35

N

Nähe 12, 19, 30, 34
Neuro-Linguistisches Programmieren (NLP) 21 ff.

P

Progressive Muskelrelaxation 12, 31
Psychologen 18

R

Reorientierung 33
Rhetorik 33 ff., 38
Rückwärtszählen 30

S

Satzfragmente 35
Scheinalternativen 34
Scheinzusammenhänge 34
Selbstgespräche 15, 17
Suggestion 20, 28, 31 f., 37, 44

T

Trance 9 f., 20 f., 28 f., 31, 33, 51
Trance-Test 28 f., 37

U

Unterbewusstsein 18, 20, 31
Unkonkrete Verben 35
Unsichtbares Gefühlsbild 58 ff.
Unterstellungen 34
Unvollständige Vergleiche 35

V

Vertiefung 31, 37
Vorgespräch 20, 28, 37
Vorstellungskraft 16 f.

W

Wahrnehmung 10, 21 ff.
Wiederholungen 35

Y

Yes-Set 30
Yoga 21, 31

Z

Ziel 19, 28, 32, 37
Zwerchfellatmung 47

Impressum

Projektleitung: Simone Kohl
Lektorat: Rita Steininger
Bildredaktion:
Henrike Schechter
Layout und Umschlaggestaltung: independent Medien-Design, Horst Moser, München
Herstellung:
Martina Koralewska
Satz: Christopher Hammond
Reproduktion: Medienprinzen GmbH, München
Druck und Bindung:
Firmengruppe APPL, aprinta druck, Wemding

ISBN 978-3-8338-6613-5

3. Auflage 2019

Die GU-Homepage finden Sie unter www.gu.de

GRÄFE UND UNZER

Ein Unternehmen der
GANSKE VERLAGSGRUPPE

Bildnachweis

F1 online: S. 23, Außenklappe vorne; Fotolia: S. 019; Getty Images: S. 6, 8, 24, 26, 44, 49, Innenklappe vorne; iStock: S. 14, 16, 50, 54, 57, 61; Living4media: S. 2, 3, 42; Mauritius: S. 29, 34, 38; Plainpicture: Cover, Rückseite links, S. 5; Shutterstock: Innenklappe hinten; Käfer; Antje Siemon: S. 4; Stocksy: Rückseite rechts

Syndication:
www.seasons.agency

Wichtiger Hinweis

Die Gedanken, Methoden und Anregungen in diesem Buch stellen die Meinung bzw. Erfahrung des Verfassers dar. Sie wurden vom Autor nach bestem Wissen erstellt und mit größtmöglicher Sorgfalt geprüft. Sie bieten jedoch keinen Ersatz für persönlichen kompetenten medizinischen Rat. Jede Leserin, jeder Leser ist für das eigene Tun und Lassen auch weiterhin selbst verantwortlich. Weder Autor noch Verlag können für eventuelle Nachteile oder Schäden, die aus den im Buch gegebenen praktischen Hinweisen resultieren, eine Haftung übernehmen.

Umwelthinweis

Dieses Buch wurde auf PEFC-zertifiziertem Papier aus nachhaltiger Waldwirtschaft gedruckt.

QUALITÄTS G|U GARANTIE

LIEBE LESERINNEN UND LESER,
wir wollen Ihnen mit diesem Buch Informationen und Anregungen geben, um Ihnen das Leben zu erleichtern oder Sie zu inspirieren, Neues auszuprobieren. Wir achten bei der Erstellung unserer Bücher auf Aktualität und stellen höchste Ansprüche an Inhalt und Gestaltung. Alle Anleitungen und Rezepte werden von unseren Autoren, jeweils Experten auf ihren Gebieten, gewissenhaft erstellt und von unseren Redakteuren/innen mit größter Sorgfalt ausgewählt und geprüft.

Haben wir Ihre Erwartungen erfüllt? Sind Sie mit diesem Buch und seinen Inhalten zufrieden? Haben Sie weitere Fragen zu diesem Thema? Wir freuen uns auf Ihre Rückmeldung, auf Lob, Kritik und Anregungen, damit wir für Sie immer besser werden können. Und wir freuen uns, wenn Sie diesen Titel weiterempfehlen, in Ihrem Freundeskreis oder bei Ihrem online-Kauf.

Sollten wir Ihre Erwartungen so gar nicht erfüllt haben, tauschen wir Ihnen Ihr Buch jederzeit gegen ein gleichwertiges zum gleichen oder ähnlichen Thema um.

KONTAKT
GRÄFE UND UNZER VERLAG
Leserservice
Postfach 86 03 13
81630 München
E-Mail: leserservice@graefe-und-unzer.de
Telefon: 00800 / 72 37 33 33*
Telefax: 00800 / 50 12 05 44*
Mo–Do: 9.00–17.00 Uhr
Fr: 9.00–16.00 Uhr (*gebührenfrei in D,A,CH)

www.facebook.com/gu.verlag